口腔门诊常用
外科小手术要点
CheckPoint

编著 （日）神部芳则

编者 （日）大谷津幸生
（日）冈田成生
（日）川嵨理惠
（日）作山　葵
（日）杉浦康史
（日）仙名智弘
（日）槻木惠一
（日）土屋欣之
（日）土肥昭博
（日）野口忠秀
（日）早坂纯一
（日）星　健太郎
（日）松本浩一
（日）森　良之
（日）山下雅子
（日）山本亚纪

译　　吴松涛

北方联合出版传媒（集团）股份有限公司
辽宁科学技术出版社
沈阳

图文编辑

刘 菲 刘 娜 康 鹤 肖 艳 王静雅 纪凤薇 刘玉卿 张 浩 曹 勇 杨 洋

Check Point of Dental Surgery for General Practitioner

By JINBU Yoshinori

Copyright © 2020 Ishiyaku Publishers, Inc. Tokyo, Japan.

All rights reserved.

First original Japanese edition published by Ishiyaku Publishers, Inc. Tokyo, Japan.

Chinese (in simplified character only) translation rights arranged with Ishiyaku Publishers, Inc. Tokyo, Japan.

through CREEK & RIVER Co., Ltd. and CREEK & RIVER SHANGHAI Co., Ltd.

© 2023，辽宁科学技术出版社。

著作权合同登记号：06-2022第19号。

图书在版编目（CIP）数据

口腔门诊常用外科小手术要点 /（日）神部芳则编著；
吴松涛译. — 沈阳：辽宁科学技术出版社，2023.9
ISBN 978-7-5591-3112-6

Ⅰ.①口… Ⅱ.①神… ②吴… Ⅲ.①口腔外科手术 Ⅳ.
①R782.05

中国国家版本馆CIP数据核字（2023）第141367号

出版发行：辽宁科学技术出版社
　　　　　（地址：沈阳市和平区十一纬路25号　邮编：110003）
印 刷 者：深圳市福圣印刷有限公司
经 销 者：各地新华书店
幅面尺寸：210mm×285mm
印　　张：10
字　　数：200千字
出版时间：2023年9月第1版
印刷时间：2023年9月第1次印刷
策划编辑：陈　刚
责任编辑：张丹婷　殷　欣
封面设计：袁　舒
版式设计：袁　舒
责任校对：张　晨

书　　号：ISBN 978-7-5591-3112-6
定　　价：198.00元

投稿热线：024-23280336
邮购热线：024-23280336
E-mail:cyclonechen@126.com
http://www.lnkj.com.cn

吴松涛

博士 主治医师

东京医科齿科大学 种植与口腔再生医学专业 博士

吉林大学口腔医学院 本硕连读七年制 种植专业 硕士

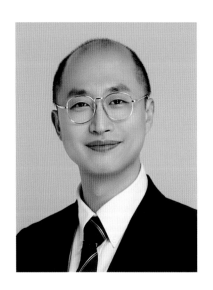

· 日本文部科学省奖学金获得者

· 当代国际口腔医学会（iACD）国际区域主管

· 中华口腔医学会种植专业委员会会员

· 中日医学科技交流协会 口腔分会委员

· 国际口腔种植学会（ITI）会员

· 国际种植牙专科医师学会（ICOI）会员

· 欧洲骨结合协会（EAO）会员

· 骨结合协会（AO）会员

应本书中文译者吴松涛博士之邀，我提前阅读了这本《口腔门诊常用外科小手术要点》，并在其即将出版之际为本书做中文版序言。

本书是日本牙科界的畅销书，我阅读了之后也感觉其内容丰富，记述严谨，从术前检查到风险控制，从具体手术方法到各类并发症的处理，都进行了细致的阐述，这些对刚刚开始或想要开始从事口腔外科工作的年轻医生有很大的参考价值。

本书的译者吴松涛博士是吉林大学口腔医院的优秀毕业生，我们相识于他的本科阶段，当时他除了在临床上刻苦钻研，还自学日语和韩语，给我留下了很深的印象。后来，他在日本获得博士学位后，回到广州医科大学附属口腔医院工作，又与我相遇，不得不说这是一段特别的缘分。

吴博士迄今为止已有多本译作出版，我听说他每次都会花很多时间反复和原书的作者进行沟通，来确保译文的准确性，这种认真严谨的治学态度令人敬佩。

不过，本书虽然有众多优秀之处，但我认为中国和日本的医疗环境，疾病界定标准以及医疗工具和药品都不尽相同，因此，虽然书中有很多内容具有参考价值，但绝对不可照搬照抄，尤其考虑到国内基层医院和民营医疗机构的口腔外科发展水平，我建议各位读者在开展相关手术时还是要慎之又慎，要在有经验的上级医生的指导下不断提高；发现自己无法处理的病例时，应及时向上级医院转诊，切忌照本宣科，强行治疗，以免造成严重后果。

最后，对吴松涛博士以及辽宁科学技术出版社的各位编辑同志为出版此书所付出的辛勤劳动致以诚挚的谢意。希望本书能为各位读者的临床工作提供一些帮助。

朴正国

博士 主任医师 教授

广州医科大学附属口腔医院 口腔颌面外科 主任

广州医科大学附属口腔医院 荔湾院区 主任

2023年7月 于广州

《口腔门诊常用外科小手术要点》成书出版了。本书是在《齿界展望》杂志2016年1月到12月这一年里连载内容的基础上，又补充了一些病例和术前术后的注意事项，最终整理而成。

本书主要以实习医生和希望在临床开展外科门诊小手术的年轻医生为对象，以基础内容为中心进行介绍。在口腔外科领域，已经出版过很多优秀的教科书。手术的基础从古至今基本没有变化。但手术使用的器材每年都在发展，也有新的材料被研发出来，与之相应的手术技术也在不断变化。

另外，随着医学的进步，因患有其他疾病而服用各种药物的患者急剧增加。特别是对于服用抗血栓类、骨代谢抑制类、抗癌类等药物的患者，在进行外科门诊手术时须十分注意。近来，患者对医疗的关注度不断提高，通过互联网进行的信息收集工作也变得活跃起来。所以除了掌握对口腔病变的正确诊断和手术技巧，还要在评估患者全身状态的基础上，与患者说明可能发生的并发症并获得其同意，这些在今天的医疗环境中显得更为重要。因此，必须要先检查好上述基础事项，再开始外科手术。

期望本书可以为刚开始学习口腔外科的众多医生朋友们，在临床工作中提供一些帮助。

最后，本书的作者团队由日本自治医科大学口腔外科的医生和其他相关医院担任指导工作的同门医生组成。感谢一直在口腔外科进行指导的初代教授赤坂庸子先生（已故）、草间干夫先生和森良之先生。

神部芳则

日本国际医疗福祉大学附属医院 口腔外科

目录 CONTENTS

第一部分　进行外科门诊手术之前

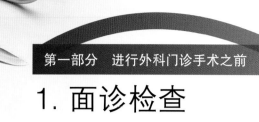

1. 面诊检查

川嶋理惠，神部芳则

面诊检查是医患之间进行的重要沟通方式。

通过面诊检查可以建立医患间良好的信赖关系，不仅可以了解局部的信息，还可以掌握患者的全身状态和疾病背景，这是做出诊断的重要过程。

构筑医患信赖关系

为了构筑良好的信赖关系，要认识到医患之间首先存在的是人与人的关系。必须采取相互尊重对等的沟通方式。

必须注意自己的言谈举止，创造能让患者安心就诊的环境。为了不让患者有紧张和压迫的感觉，应保持与患者呈45°的位置，避免专业术语，尽量使用简单易懂的语言。另外，倾听患者主诉，表示出对患者想法的理解，这也非常重要。

病史的采集方法

1）判断全身状态
- 走路方式及姿势、体型、营养状态、神态、脸色
- 有无眼部症状、皮肤症状、颈部淋巴结肿胀、神经症状
- 确认生命体征

2）问诊
（1）主诉
患者现有的病痛，用患者的语言简洁且正确地表达出来。
（2）现病史
主诉症状从发病到现在的经过，要记录以下要点：发病的时期和状况、发现症状的时间、伴随症状、接受治疗后症状的变化。
（3）既往史
与患者健康状态相关从过去到现在的信息。除了全身疾病，还要包括过敏史及其他社会性信息（吸烟、饮酒、职业等）。

（4）家族史

了解患者的疾病是否与其家族遗传因素相关。

（5）现有症状

临床表现的症状是面诊检查中关系到疾病诊断最重要的项目。不仅是自觉症状，还要包括医生通过视诊、触诊、叩诊、听诊所发现的其他症状。检查的时候，为了不遗漏重要的症状，要从全身到局部按顺序进行。

整理面诊检查所获得的所有信息，按顺序排列后再进行思考，这可以对疾病诊断有很大帮助。

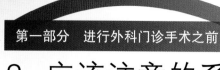

2. 应该注意的系统性疾病及全身状态的评估

土肥昭博

在进行外科门诊手术时，应该注意的系统性疾病大体可以分为：①循环系统疾病；②呼吸系统疾病；③肾脏疾病；④肝脏疾病；⑤内分泌疾病；⑥脑血管疾病；⑦血液疾病等。各种疾病的详细内容都有相关书籍介绍，这里只对各种疾病在牙科治疗时应该注意到的主要事项加以概述。

循环系统疾病

循环系统疾病主要包括心脏病和高血压。

心脏病包括室中隔缺损等先天性心脏病、二尖瓣关闭不全等瓣膜疾病，还有心律不齐等。无论哪种疾病，主治医生首先都要把握详细的现病史、现有症状和用药状况。这种情况下做外科处置时，需要提前确认是否有必要预防感染性心内膜炎的发生。多数情况下，患者可能正在服用抗血栓药物，但原则上不必因门诊手术这种程度的创伤而停药。此外，即使是需要停药的高创伤性手术，也不应擅自停药，而应与内科主治医生协商，并在其指导下进行停药。

在手术前近期的血液检查结果中，必须确认是否存在凝血时间延长、肝肾功能异常。可以在自己的机构内采血，不具备条件的可以向患者的内科医生确认近期的血检结果。特别是抗血栓疗法中使用华法林时，凝血功能可以在一天之内发生变化，如果可能，最好确认拔牙当天或几天之内的血液检查结果。

在实际进行处置时，要在监测血压、脉搏、血氧饱和度及心电图的状态下进行治疗，边确认没有异常边进行处置。治疗中要确认血压的收缩压在160mmHg以下，舒张压在100mmHg以下。确保循环系统没有大幅变化，注意减轻患者的身心压力，并注意控制局部麻醉的给药量。为了减轻压力，要进行切实有效的镇痛，不仅依靠局部麻醉，还要根据需要选择传导阻滞麻醉。另外，必要时还可以联合使用静脉镇静的方法，来减轻患者精神压力，维持循环系统稳定。关于局部麻醉的给药量等注意点，后面局部麻醉的专门章节会进行详细说明。

呼吸系统疾病

呼吸系统疾病，主要有阻塞性肺病；限制性肺病。基本上过了急性期，在病情控制良好的情况下就可以进行门诊处置，但需要注意以下几点。

1）阻塞性肺病

阻塞性肺病以支气管哮喘为代表，是门诊手术的风险因素。要询问患者最后发作的时间，发作的主要诱因。如果发作是每周都有，可以认为病情的控制尚不充分，需要与呼吸科医生讨论后，另择口腔治疗时机。另外，了解发作诱因后，在处置时，要注意避免使患者接触诱发因子。

在预约处置时要告诉患者携带平时使用的抑制发作的吸入药物。处置当天还要确认患者没有感冒症状。有时气道的敏感性增加，也会增大诱发哮喘发作的可能性。

2）约束性肺病

对于约束性肺病的患者，要确认其进行日常活动时，是否也会感到一定程度的呼吸困难，而且必须与其专科医生确认现在的病情状态。由于口腔科治疗是以口腔内操作为主，所以无论怎样小心都容易抑制呼吸，对于肺部疾病处于进展状态的患者，容易陷入呼吸困难和低血氧饱和度的状态。

无论哪种疾病，都希望能在治疗过程中对血氧饱和度进行监测，要做好一旦血氧饱和度下降就可以及时吸氧的准备。

肾脏疾病

对于肾脏疾病，需要注意的代表性疾病是慢性肾功能不全。首先要和专科医会确认并掌握患者的病史，目前的疾病状态、服药内容等。由于慢性肾功能不全的患者有很多并发症，还要事先确认患者有无这些并发症。主要是高血压和糖尿病，这两种疾病会分别单独列项来进行说明。另外，在可以导致肾功能不全的疾病当中，肾病综合征患者使用类固醇激素的情况也很常见，在处置时需要留意预防感染。如果是长期使用类固醇激素，必须将牙科处置内容告知专科医生，确认是否有必要加量补充激素（Steroid Cover）。

对于重度肾功能不全，进行透析的患者，要确认患者进行透析的日期，进行牙科处置时要事先与负责透析的专科医生联系，来提前确定牙科治疗时间。透析患者有出血倾向，容易感染，还有创口延迟愈合等风险，所以在治疗前应该考虑预防感染。在实际进行处置的时候，要监测血压和脉搏，如果进行的是有创治疗，则需要进行准确可靠的止血，在某些情况下需要考虑是否需要应用止血夹板等辅助装置。

透析患者会做动静脉内瘘手术，要十分注意不要将血压计错误的绑在造瘘侧的手臂上。如果动静脉内瘘堵塞了，以后无法进行透析，会造成很大问题，在操作时要反复确认造瘘侧，不要出错。最后，在选择术后抗生素和止痛药的时候需要选用没有肾毒性的药物，而且还要根据肾功能不全的程度，进行相应的减量。

肝脏疾病

肝脏疾病中肝炎是最大的问题。根据病因可以分为病毒性肝炎、酒精性肝炎、自免疫性肝炎、药物性肝炎等等。

首先需要确认病情控制的状态和肝脏损害的程度。如果病情控制得不好，会有全身倦怠感、恶心、食欲不振、发热、黄疸等症状，如果不是需要紧急处置的牙科治疗，应延期到肝病得到控制以后进行。另外，在肝脏损害程度加重的情况下，需要留意患者的出血倾向。在患者的血液检查中可以发现有血小板减少、白细胞减少、贫血、凝血酶原时间延长等问题。这是因为凝血因子大多由肝脏生成，所以肝功能损伤的结果就会导致凝血功能也受到影响。另外，肝损害发展加重变成肝硬化的患者，会进入失代偿期，这种状态下已经无法维持肝功能，血小板也会减少，务必小心。

另外，在面对病毒性肝炎患者时，必须要做好感染预防。不仅是对牙科医生、牙科护士和助手要进行感染预防，还要防止病毒经由医疗人员作为媒介传染给其他患者，所以对病毒性肝炎患者应使用一次性器具，还应在治疗时戴用面屏和防护服等。另外，在使用针等尖锐工具时，要注意避免针刺事件的发生。不过，患者对于患有病毒性肝炎的既往史往往在问诊阶段不会跟医疗人员坦白，所以最重要的是在日常操作中对所有患者都进行标准的预防措施。

最后，根据肝炎患者肝功能损害的程度，使用处方药时尽量避免经由肝脏代谢的药物，而采用肾脏代谢药物。

内分泌疾病

内分泌疾病这里主要以糖尿病和甲状腺疾病为例。

1）糖尿病

对于糖尿病患者，必须确认其病情控制的状态，注意低血糖症状的应对方法，及术后感染、创口延迟愈合等问题。务必在处置前确认血糖控制良好。如果在血糖控制不好的状态下进行处置，术后二次感染的风险很高，而且这种感染容易变成严重感染。因此对于血糖控制不好的患者，如果是择期手术，应该要以控制血糖为优先，在控制后再进行处置。如果是无法择期的急性炎症或肿瘤等病症，需要在住院后向内科要求会诊控制血糖。

实际进行处置的时候，术前要给予抗生素进行感染预防，术后作为预防二次感染的方法，最好要比平时给予更长时间的抗生素。另外，处置时对创口的处理要格外慎重，比如，如果挤压到黏膜瓣，不仅会需要更长的愈合时间，还会使二次感染的风险增大，因此对于创口的处理要特别注意。

其他问题还有低血糖症状。有时患者在做外科处置时是没有吃饭就来院的。因此，如果预定的治疗时间是在上午或下午较早的时候，要确认患者的进食情况，并告知患者需要带着低血糖时服用的处方药来院。而且，在实际的处置中，如果出现不困却打哈欠、出冷汗、乏力感、意识障碍、失语等低血糖症状时，要立刻中断处置，并摄入自己带来的葡萄糖制剂，如果手边没有可以摄入含糖分的饮料。严重意识障碍经口摄入有误咽风险时，要静脉注射50%的葡萄糖溶液20mL。为了在这种情况下可以测定血糖值，需要在医院里常备血糖测定仪。

2）甲状腺疾病

甲状腺疾病这里主要指甲状腺功能亢进和甲状腺功能减退。甲状腺疾病患者也和糖尿病患者一样，需要确认其病情控制的状态。病情控制稳定，才能减少处置时发生问题的概率。

对于甲状腺亢进患者，如果是病情没有控制的情况下，由于自主神经系统过度兴奋，处置带来的压力会导致出现心悸、多汗、震颤等症状，更严重时会出现38℃以上的发热、130次/分钟以上的速脉、呕吐、心功能不全等甲状腺危象，有致死的可能。

对于甲状腺功能减退患者，则会伴有心动过缓、低血压等循环系统功能低下的症状，治疗产生的影响可能会引起脑缺血发作。

脑血管疾病

脑血管疾病有脑梗死、脑出血、蛛网膜下腔出血等，对于有脑血管疾病既往史的患者，处置的关键在于不使其脑血管疾患再次发作。为此，首先，要与专科医生确认并掌握脑血管病的种类、发作时间、发作时的症状，现在的病情及用药情况等，还要了解并发高血压等基础疾病的详细情况。如果在6个月以内发作过，病情尚不稳定，原则上应该延期处置。有高血压作为并发症时，要确认其症状控制稳定。平时在处置中应持续监测血压和脉搏，维持收缩压在140mmHg，舒张压在90mmHg以下。由于收缩压在180mmHg以上时脑出血的风险变高，出现这种情况时应考虑终止处置。

血液疾病

　　这里的血液疾病是指血小板减少症和血友病等凝血功能异常的疾病。处置时必须与专科医生确认现在的病情和治疗内容。对于日常生活没有问题，血小板数在 50×10^9/L 以上的患者，局部原因造成的出血，通常可以外科处理解决。但对于血友病等凝血因子缺乏的患者需要补充凝血因子后再进行治疗。

3. 应该注意的药物

土肥昭博

骨吸收抑制类药物

在外科门诊手术应该注意的药物中，本章只对有引起药物相关性颌骨坏死（Medication-related Osteonecrosis Of The Jaws，以下简称 MRONJ）风险的骨质疏松药物进行介绍。在进行拔牙、种植、颌骨囊肿摘除等对骨造成创伤的门诊手术时，需要格外注意。

骨质疏松药物等有引起MRONJ风险的药物如表1-3-1所示，在进行外科门诊手术时需要和专科医生配合，确认患者的既往史与现在的病情，详细的相关药物服用史（服药时间和服用药物名称），以及并存疾病和联合用药等。联合用药中也有MRONJ风险较高的药物（表1-3-2），不仅是口服药，还要与患者和专科医生确认是否有使用在药物手册上没有记录的注射药物。在此基础上，以现在（2020年5月）的"颌骨坏死讨论委员会建议书2016版"为基准，探讨是否有术前停药的必要性，如果结论是需要停药，则需要询问其相关专科医生是否可以停药。

但即使是被判断为MRONJ风险较高的病例，根据专科医生的意见，也有不少情况是可以在不停药的情况下继续进行处置的。与以前相比，感觉医生们对MRONJ这种疾病的认知已经有了相当大的提高，但关于是否停药，还应该进一步积累相关病例并对MRONJ的发病机理进行阐明。

表1-3-1 骨质疏松药物有引起药物相关颌骨坏死（MRONJ）风险的药物

双膦酸盐类药物	双膦酸氢二钠
	帕米膦酸钠水合物
	阿仑膦酸钠水合物
	利塞膦酸钠水合物
	米诺膦酸水合物
	伊班膦酸钠水合物
	唑来膦酸水合物
抗RANKL单克隆抗体	地诺单抗

表1-3-2　联合使用时引起MRONJ风险较高的药物

副肾上腺皮质类固醇（泼尼松龙等）	
免疫抑制剂（甲氨蝶呤等）	
抗VEGF抗体	贝伐珠单抗
抗VEGFR抗体	雷莫芦单抗
VEGFR抑制剂	阿昔替尼
激酶抑制剂	索拉非尼、舒尼替尼、帕唑帕尼、瑞格菲尼、凡德他尼、乐伐替尼

现在停药的标准*是：

①服用时间是否在4年以上；

②有无服用**表1-3-2**中的药物；

③有无糖尿病、类风湿性关节炎、血液疾病等免疫抑制状态的并发症。

停药的必要性根据上述条件的有无分为以下几种情况：

A.①+②+③都没有，则无须停药就可以进行处置；

B.没有①但有②+③，则如果全身状态允许停药，停药后进行处置；

C.只有①，则如果全身状态允许停药，停药后进行处置。

实际停药的期间，控制在术前停药2个月左右，到术后确认伤口愈合后为止。术后伤口愈合的确认时间为：如果急需再次开始服用所停药物，则至少要等2周，让软组织覆盖露出的骨面；如果不急，可以等2个月，待骨愈合稳定后再开始用药。

如前所述，MRONJ的明确机制尚未阐明，但已知发病诱因不单单是**表1-3-1**中药物的使用，口腔中细菌的存在和患者自身免疫力的低下也都被认为与发病相关。因此，术前口内的清洁、抗生素的预防性给药、术中注意不要挤压黏膜等保护性操作，以及术后创造利于黏膜在暴露骨面上覆盖愈合的环境等，都是重要的应对方法。

抗血栓药物

抗血栓疗法是为了抑制心肌梗死、脑梗死、肺栓塞等血栓性疾病的发生而采用的治疗手段。抗血栓药物包括阻止凝血因子发挥作用的抗凝药，抑制血小板功能的抗血小板药，还有溶解血栓的血栓溶解药。外科门诊手术中需要注意的是前两种（**表1-3-3**）。

和前面其他项目中说过的一样，重要的是和专科医生会诊，掌握过去和现在的病情，另外血液检查结果所提示的信息也很有用。不过，实际上可能检测药效的只

---

*译者注：该标准与中国的停药标准有一定差异，仅供参考。

表1-3-3　需要注意的抗血栓药物

DOAC （直接作用型口服抗凝药）	依度沙班	LIXIANA®（里先安）
	利伐沙班	Xarelto®（拜瑞妥）
	阿哌沙班	Eliquis®（艾乐妥）
	达比加群酯	Pradaxa®（泰毕全）
抗凝药	华法林钾片	Warfarin®（华法林）等
抗血小板药	噻氯匹啶	Panaldine®等
	氯吡格雷	Plavix®（波立维）等
	普拉格雷	EFIENT®
	替卡格雷	BRILINTA®（倍林达）
	西洛他唑	Pletaal®（培达）等
	二十碳五烯酸乙酯	EPADEL®等
	贝前列素钠片	Dorner®（德纳）等
	沙格雷酯	ANPLAG®（安步乐克）等
	阿司匹林与二铝酸组合	Bufferin®（巴非林）等
	阿司匹林	Bayaspirin®（拜阿司匹林）等
抗血小板药（复方药）	氯吡格雷·阿司匹林组合	ComPlavin®
	阿司匹林·兰索拉唑组合	TAKELDA®

有华法林钾片。以前检测抗血小板药物会测定出血时间，但现在已经知道这种检查本身是无法反映药物效果的，已经不再使用。现在经常使用的是直接作用型口服抗凝药，基本都无法检测。不过在给药过多时APTT会延长，PT-INR会出现较高数值。

　　实际处置中，发现凝血时间延长时，应该和专科医生要求控制用药后再做处置，但通常外科门诊手术中的出血，都可以用局部止血处置（创口的一次缝合或止血夹板的联合使用）来进行止血，而且考虑到抗血栓药物停药可能引起血栓发生的风险，原则上是不停药就进行处置的。当然如果从专科医生那里得到停药评可就另当别论，但这种情况下也要和患者充分说明停药所伴随的风险。即使不停药，由手术的创伤也可能引发术后血栓、梗死，必须在说明手术风险的同时让患者签署知情同意书。

4. 器械和材料

土屋欣之

外科基本的操作是切开、切除（或者剥离），然后缝合，口腔外科的大手术也是由这些基本操作组合起来完成的。进行这些操作时需要的器械有：手术刀、镊子、剪刀、缝线、针、持针器等。这些是基础器械，根据手术术式再追加其他器械。

关于器械的选择，没有什么是绝对的，需要摸索自己用起来方便的器械。考究的器械选择对手术技术的提升有很大帮助，建议有喜欢的器械就去试用一下。现在市场上有各种各样的器械，以下就笔者所在科室正在使用的外科器械做介绍。

手术刀

切开是用手术刀或剪刀进行的。用手术刀切开组织的时候，要以切开区域为中心做适当的牵张。这个过程叫作施加张力，如果在不施加张力的状态下进行切开，则应该选用剪刀。

需要更换手术刀片的手术刀相对比较普及。更换刀片时不能用手指，务必使用持针器夹持刀片后进行拆卸（图1-4-1）。但由于拆卸刀片时有割伤手指的风险，笔者所在科室采用了刀柄和刀片相连的一次性成品手术刀。

手术刀片，多用#15（圆刀），也使用#11（尖刀）和#12（弯刀）（图1-4-2）。

#15刀片是在黏膜和皮肤切开中使用最多的刀片。使用方法是先将手术刀立起，以头部尖锐处刺入组织，决定切开的深度，其后，将刀略微放倒，用刀刃弯曲的部分切开组织。

#11刀片只能用手术刀的尖端进行切开。使用时注意不要将刀刺入过深，只用刀刃尖端的数毫米来切开组织。使用方法比#15刀片要难，在口内切开脓肿时使用。

#12刀片在龈沟切开和上颌埋伏智齿的拔除时，特别是进行上颌第二磨牙远中切开时十分有用。

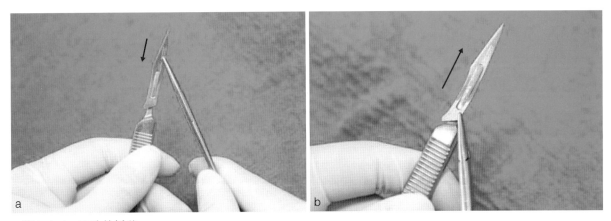

图1-4-1 刀片的拆装。
a：安装手术刀片。使用持针器等按照箭头方向插入。b：拆卸手术刀片。夹持刀片尾端略微抬起按照箭头方向拆下。

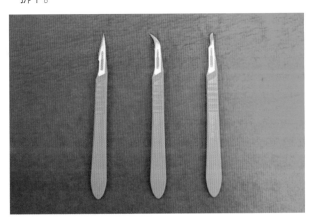

图1-4-2 笔者所在科室使用的手术刀。刀片和刀柄连为一体，一次性手术刀（从左至右为#11、#12、#15）。

镊子

镊子是代替拇指和食指的工具。其持握方法如图1-4-3所示。如果术者是右利手，术中多用左手持镊子，所以重要的是如何充分控制拿镊子的左手。初学者很多不用左手，只靠右手来进行手术。相反，熟练的外科医生左手运用合理，不会做多余的动作。在做切开和剥离操作的时候，合理运用术者左手的镊子，可以说是影响手术完成度和手术时间的关键。

在口腔内手术中使用镊子时，必须注意不要强力夹持龈瓣的同一位置，这样会造成黏膜损伤。这关系到术后的愈合，所以请轻柔夹持龈瓣。

口腔外科手术中使用的镊子有McIndoe型、Adson型、牙科用镊子、Debackey型（图1-4-4）。

镊子有各种各样的，要充分理解它们的特征再去夹持组织。对于黏膜，McIndoe型的有钩镊夹持力强，操作性好，有很多医生在使用。就组织损伤而言，有钩镊和

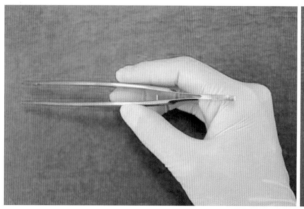

图1-4-3 镊子的持握方法,用拇指和食指持握。

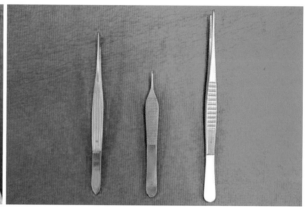

图1-4-4 口腔外科手术常用的镊子(从左至右为: McIndoe型、Adson型、Debackey型)。

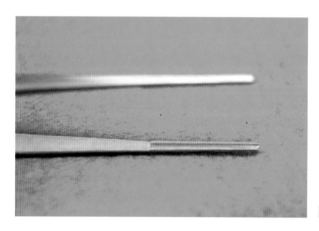

图1-4-5 Debackey型镊子的尖端。

无钩镊哪一种损伤更小尚存争议。笔者所在科室使用的是无钩的Debackey型镊子,但其夹持面的刃口有细齿(图1-4-5),组织的夹持力也很高。

不管是哪种镊子,如果用过大的力持续夹持组织,都会造成组织损伤,所以用镊子夹持组织时,重要的是不要用过大的力量持续夹持。另外,拆线时或夹持其他材料时,无钩的McIndoe型镊子操作性良好;夹持细微组织时,Adson型镊子使用起来更为方便。

剪刀

剪刀是切开和剥离组织时使用的工具,而且对于口腔黏膜的组织活检等无法进行组织牵拉的操作也很有效。在口腔内牙龈剪刀使用起来也非常便利。

口腔外科领域中使用的剪刀如图1-4-6所示。组织切除时,使用Metzenbaum型剪刀去除肌肉等粗大组织;剪线时,使用直剪刀或Cooper型剪刀。

剪刀的持握方法如图1-4-7所示,用刃部尖端剪切组织和缝线。

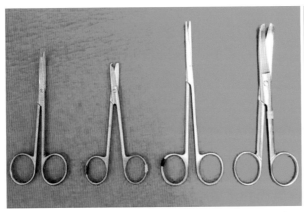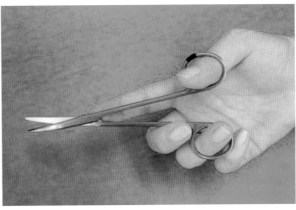

图1-4-6　口腔外科手术中有用的剪刀（从左至右为牙龈弯剪刀、拆线用剪刀、Metzenbaum型剪刀、Cooper型剪刀）

图1-4-7　剪刀的持握方法。

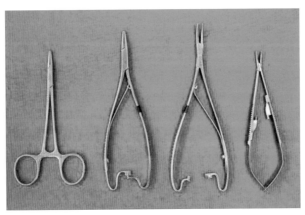

图1-4-8　口腔外科中经常使用的持针器（从左至右为Hegar型、Mathieu型、丹下型、Castroviejo型）。

持针器

　　持针器经常使用的是Hegar型和Mathieu型，其他还有和Mathieu型持针器相似的丹下型持针器和适合精细缝合的Castroviejo型持针器（图1-4-8）。

　　Hegar型持针器适合缝合黏膜等精细的组织。在口腔内，该持针器的15cm小型款使用起来较为方便。

　　Mathieu型持针器适合缝合皮肤，但小型—中型款也用于口腔黏膜的缝合。

　　丹下型持针器的特征是拥有弯曲的夹持部，对于平时缝合较为困难的上腭部非常有效。

　　持针器的持握方法根据缝合部位不同而有所区别，①和剪刀一样的Finger Grip式；②用手掌持握的Palm Grip式（图1-4-9）。

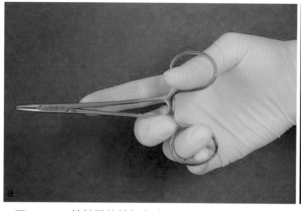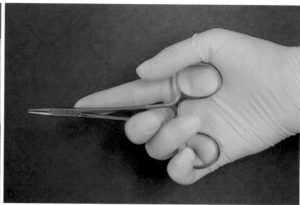

图1-4-9　持针器的持握方法。
a：Finger Grip式。b：Palm Grip式。

缝针和缝线

缝针一般使用弯针，但口内缝合中，在颊舌向缝合牙间乳头部位的牙龈时也会用直针。

弯针又分为圆针和角针。圆针对组织的损伤较小但针的穿透能力不如角针。黏膜的缝合应该使用圆针，但较为坚硬的组织缝合时推荐使用角针。

缝针又分为针线一体的无眼缝针和针线分开的需要将线穿过针尾孔隙的有眼缝针。前者是器械缝合（不用手打结而用持针器进行缝合）所必备的，后者针眼较大，组织损伤也大。缝针要根据不同术式区别使用。

缝线可以分为以尼龙线为代表的单股线和以丝线为代表的多股线。单股线不易引起感染，线的弹力强，但在口内使用时，缺点是比丝线的异物感强，但有可以降低尼龙弹性的软尼龙线（ソフトナイロン®，SoftNylon），笔者所在科室使用这种缝线进行口内的缝合。

另外，以PDS®和 Vicryl®为代表的可吸收线，在口腔外科手术中也多有使用。用于黏膜或皮肤下方的潜行缝合或拆线困难的儿童等的口腔黏膜缝合。但是，这些缝线的吸收需要花费数个月，不拆线的时候有创口感染的风险，所以即使是可吸收线，在可及范围内也应该拆线。

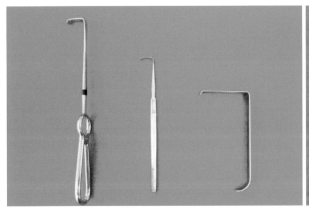

图1-4-10 拉钩（从左至右为适用于口内小手术的短拉钩、手拉钩、L型拉钩）。

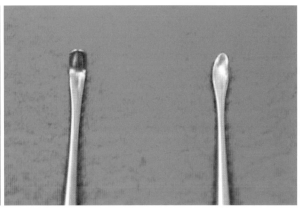

图1-4-11 黏膜剥离子有直角或勺子两种形状。除软组织剥离外，也可有效剥离上颌窦膜。

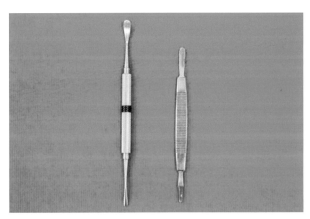

图1-4-12 骨膜剥离子

其他工具

1）拉钩

本来是用来拉开肌肉的，在口腔内使用短拉钩将黏膜瓣拉开确保术野（图1-4-10）。

2）黏膜剥离子

主要用于将软组织中存在的病变钝性分离取出（图1-4-11）。

3）骨膜剥离子

口腔外科很多手术都要用到的骨膜剥离工具，沿着骨面横向移动将骨膜剥离（图1-4-12）。

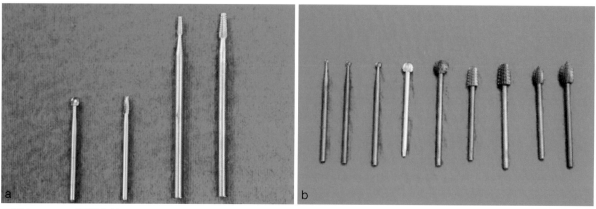

图1-4-13 切削车针。

a：外科用车针。右侧两根是涡轮机用的车针，左侧两根是直机用的车针。b：直机用骨切削车针。在颌骨囊肿的摘除或根尖切除术中十分有用。

4）切削车针

骨切削车针有涡轮机用和直机用的两种。在车针类型上，裂钻（704）和球钻使用起来更为方便（图1-4-13）。

5）其他

放大镜和头灯等，可以提高手术精度，但由于其视野狭窄，需要注意器械带来的副损伤等问题。

电刀

做门诊手术时，至少要准备一把电刀。切除和止血可以同时进行，比激光更容易使用。口腔的门诊手术中会有很多微小血管的出血，多数情况不必进行血管结扎，用电刀进行凝固止血就可以起到作用。牙科领域的电刀一般是单极型。

使用时的注意事项有：不放对极板时无法使用；患者身上的金属饰品等应该摘下；植入心脏起搏器的患者不能使用；神经周围的止血尽量不要使用；智齿拔除时在下颌神经管周围，或在口底接近舌侧牙槽区域，使用电刀有损伤下牙槽神经或舌神经的风险，可能造成神经功能障碍。

参考文献

[1] 関 洲二. 手術手技の基本とその勘どころ 改訂第3版. 金原出版, 1995.
[2] Kirk RM. 幕内雅敏監訳. 外科手術基本テクニック. エルゼビア・ジャパン, 2005.
[3] 下間正隆. カラーイラストでみる外科手術の基本. 照林社, 2004.

5. 标准预防对策

仙名智弘

　　美国疾病控制与预防中心（CDC）于2003年发布的《牙科临床院内感染预防指南》，现在已经成为牙科院内应对感染的基石。"所有患者的一切湿性生物成分：血液、体液、分泌物、呕吐物、排泄物、创伤皮肤、黏膜等，都必须当作有感染性的物质来处理"，指南中提出的这一原则是目前进行标准预防的基础。

　　2016年发布的《CDC牙科医疗设施感染预防实践的建议》又增加了最新的信息和项目，主要内容包括以下7点。

手卫生

　　在接触感染源物质后、在脱掉手套后，以及在处置每位患者前都要进行卫生洗手。如果是被肉眼可见的血液或其他液体污染，要用肥皂或抗菌肥皂在流水下洗手30秒。如果没有肉眼可见的污染，则要用以酒精为基本成分的手指消毒剂搓洗两手到干燥为止。

个人防护用品
（Personal Protective Equipment，PPE）

1）手套

　　在接触感染源物质时或接触患者黏膜及受伤的皮肤时，需戴用洁净的手套。戴用手套前进行手卫生。

　　脱手套时，为防止手接触到污染面，应将手套内面翻出再脱下手套，之后进行手卫生。

2）口罩、护目镜、面屏

　　为保护眼、鼻、口的黏膜，在处理体液等容易通过飞溅造成污染的物质时必须戴用口罩、护目镜、面屏。

　　摘下口罩、护目镜时，注意不要用手接触污染面，摘取后进行手卫生。

3）防护服、帽子

衣服可能被污染的情况下应穿防护服，在脱去被污染的防护服时，注意不要接触被污染的表面，使用后应当场废弃。

呼吸系统卫生（咳嗽的方法）

①咳嗽或打喷嚏时应将口鼻遮挡；②使用一次性纸巾；③接触呼吸道分泌物后进行手指消毒。

这基本上是对患者和陪同者的要求，但也适用于有咳嗽、鼻塞、鼻涕和咳痰症状的所有人员（包括口腔医疗工作者）。

尖锐器械的安全使用

为了预防尖锐器械造成伤害，应设立器械或操作流程的管理办法。

用过的针头，需要重新盖帽的时候，要用单手持针放入帽中。另外，要准备一个合适的有防穿刺性的适当大小的容器放在尽可能靠近诊疗区的位置，将用过的针头或外科刀片等锐器丢弃入该容器。

安全注射法

注射的准备要在清洁区域进行，注意无菌操作。使用牙科用的药管式注射器进行局部麻醉给药时，针头及麻药管不能给多人使用。药管式注射器要彻底洗净、灭菌。

器械和仪器的无菌处理

操作已经被污染的器械注意时，注意不要污染环境。可以再次使用的器械，要进行彻底清扫和再处理（消毒、灭菌），并以正确方式管理和保存。

环境表面的清扫和消毒

1）环境感染的预防

对于诊疗时接触的清扫困难的表面（开关或触屏等）要用屏障膜进行保护，每位患者都要更换新的屏障膜。

2）水质标准

牙椅使用的水质要符合饮用水规定的标准。为维持牙科用水的品质，需要积极进行设备维护。

关于防止病毒感染扩散的对策

日本的厚生劳动省医政局保健科在2020年4月6日的通知中，根据《一般牙科诊疗时院内感染对策的相关指南（第2版）》的内容，说明了需要注意的地方。通知指出在切实进行标准预防的同时，为了减少含有血液和唾液微生物的气溶胶和细菌气溶胶等污染物的飞溅，强烈推荐使用口外强吸设备。

参考文献

[1] Kohn WG, et al. Guidelines for infection control in dental health-care settings—2003. MMWR Recomm Rep. 2003；52（RR-17）：1-61.（http：／／www.cdc.gov／mmwr／PDF／rr／rr5217.pdf）

[2] 樋口勝規・岡田賢司監訳. CDC 歯科医療施設における感染予防の手引き. 医歯薬出版, 2013.

[3] 厚生労働省医政局歯科保健課. 歯科医療機関における新型コロナウイルスの感染拡大防止のための院内感染対策について（令和2年4月6日）(https：／／www.jda.or.jp／dentist／coronavirus／doc／20200407-01.pdf).

[4] 日本歯科医学会. 厚生労働省委託事業「歯科診療における院内感染対策に関する検証等事業」一般歯科診療時の院内感染対策に係る指針（第2版）. 2019 (https：／／www.mhlw.go.jp／content／000510471.pdf).

第二部分　外科门诊手术的实际操作

1. 局部麻醉（浸润麻醉、传导阻滞麻醉）

冈田成生

进行局部麻醉的关键点在于：没有疼痛，获得充分的效果，没有并发症。做到这3点就可以不让患者感到痛苦，安全地完成外科门诊手术。本节将具体讲解做到这3点的方法。

浸润麻醉的分类

浸润麻醉是将局部麻醉药物注入并浸润到目标组织内部，直接麻醉这个部分感觉神经的方法。因此，为了让局部麻醉充分起效，需要让足量的局部麻醉药物达到目标神经纤维。

另外，在上颌的牙槽嵴，由于前牙区和后牙区的唇侧、颊侧皮质骨薄，到根尖区牙周组织的距离短，而且其骨表面疏松多孔，所以麻药比较容易起效。而在下颌骨的牙槽嵴，虽然前牙区皮质骨和上颌骨一样都比较薄，但后牙区骨质致密且厚实，距离根尖区较远。另外下颌骨表面小孔较少，麻药不易浸润。充分理解这种解剖学特征的差异对做好浸润麻醉十分重要。

根据浸润麻醉的注射部位，可以分为黏膜下麻醉、骨膜上麻醉、骨膜下麻醉、牙周膜内麻醉、牙髓腔内麻醉（图2-1-1）。最经常使用的是在骨膜近旁注射局部麻醉药物的骨膜上麻醉。

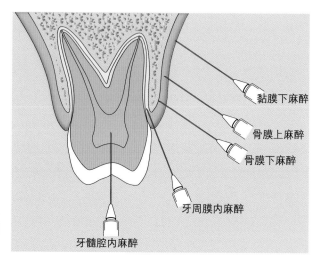

图2-1-1　浸润麻醉法可根据注射部位做出分类。

浸润麻醉的诀窍

1）部位

在皮质骨薄且多孔的上颌或下颌前牙区，刺入部位一般在牙龈和脸颊的移行处。但下颌磨牙区的骨小孔较少，所以若只在龈颊移行区域进行麻醉很难起效，因此应该追加在骨小孔较多的牙间乳头区做局部麻醉，也可以考虑做下颌神经的阻滞麻醉。

2）用量

所谓适当的用量，根据不同的治疗部位和处置内容而各不相同，但为了保证局部麻醉稳定起效不应该节省用量，要在目标区域注射充足的药量。

在说明书中，对于添加了肾上腺素的利多卡因盐酸盐制剂（牙科用XYLOCAINE®药管、ORA®牙科用注射药管等），普通成人的用量建议为0.3 ~ 1.8mL（适当增减），而对于含有苯赖升压素的丙胺卡因制剂（牙科用Citanest-Octapressin®药管）或甲哌卡因（Scandonest®药管3%）在成人的使用量建议为1.8mL（适当增减）。

3）注射速度

如果注射速度快，压力大，周围组织就会急剧膨胀，产生疼痛。而且强大的压力会导致药液扩散范围更广，不能在目标部位储存足量的麻药，从而导致麻醉起效不充分。因此，要尽可能缓慢地注射，让药液存留在黏膜下，使局部黏膜隆起。

使用电动式注射器可以让注射速度稳定且缓慢，十分有用。

4）等待时间

局部麻醉药注射后，如果在麻醉起效之前就开始处置，疼痛的刺激会导致疼痛阈值降低，从而无法充分抑制疼痛。麻药注射后，要等待3 ~ 5分钟，在麻药充分起效后再开始处置。

5）心理方面的考虑

患者的精神状态也会影响到局部麻醉的效果。如果过去有注射疼痛或局部麻醉起效不充分的牙科治疗经验，这种恐惧心理也会导致局部麻醉效果降低。另外，恐惧心理还容易引起血管迷走神经反射等全身并发症。为了避免这种精神上的痛苦：①在注射前应使用表面麻醉剂；②在麻醉针刺入时，应该绷紧黏膜，让针快速刺入，这两点在注射时非常重要。如果注射针强力触碰骨面，会损伤对于疼痛更为敏感的骨膜，这也是产生疼痛的原因，需要注意。

外科门诊手术时的麻醉基本技巧

上颌的上牙槽神经丛在唇颊侧，因此首先进行唇颊侧再进行腭侧的浸润麻醉，这样麻醉效果更好（图2-1-2）。在下颌，先进行唇颊侧的浸润麻醉，必要时要联合使用传导阻滞麻醉。一般来说，唇颊侧牙槽黏膜会比角化龈及腭侧黏膜痛点分布密度高，但因其黏膜上皮较薄，充分进行表面麻醉进行会有很好的效果。

笔者所在科室做浸润麻醉时，表面麻醉会使用GINGICAINE GEL 20%*，局部麻醉药会使用ORA® 牙科用注射药管或牙科用Citanest-Octapressin®药管，将其装在药管式注射器中，连接30G针头使用（图2-1-3）。

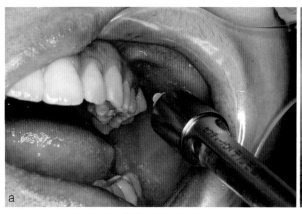
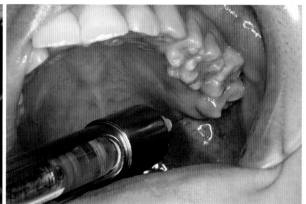

图2-1-2 上颌智齿拔除时的浸润麻醉。
a：颊侧。b：腭侧。

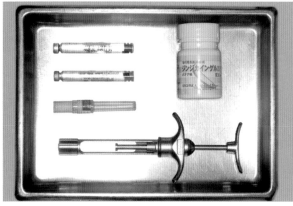
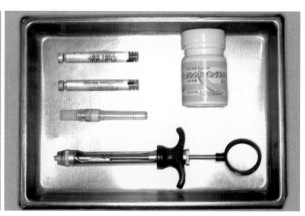

图2-1-3 笔者所在门诊在浸润麻醉法中使用的局部麻醉药物及器械。

图2-1-4 笔者所在门诊在下颌神经阻滞麻醉法中使用的局部麻醉药物及器械。

*译者注：有效成分为氨基安息酸凝胶。

传导阻滞麻醉的分类

传导阻滞麻醉是对神经密集的神经干或神经丛进行麻醉，从而在末梢部位取得麻醉效果的一种麻醉方法。近年来，这种方法在牙科领域所指的几乎都是下颌孔处的下颌神经传导阻滞麻醉，其他可阻滞的位点也包括颏孔、上颌神经的上前牙槽分支、切牙孔等。

下颌神经阻滞麻醉

在传统的下颌神经阻滞麻醉法之外还有Gow-Gates法、Akinosi法等方法，但这里仅对牙科治疗中最常用的传统下颌神经阻滞麻醉法的技巧作详细记述。

下颌神经阻滞麻醉分为直达法和间接法，但间接法由于要在针刺入后改变方向，会有引起组织损伤和针头折断的风险，所以直达法才是主流。

采用直达法时，首先要调整患者头位，将下颌的咬合平面同地面平行，让患者尽量大张口，在下颌骨内斜线和翼下颌皱襞之间的凹陷内，高于咬合平面10mm处作为进针点。从对侧尖牙或前磨牙位置平行于咬合平面进针15~20mm，到达骨面后将针尖撤回1~2mm，回吸后，注入局部麻醉药物1.8mL。

为了避免在下颌神经阻滞麻醉时注射针折断进入组织，必须采用长且粗的针头（30G/25mm以上）。

笔者所在科室做下颌神经阻滞麻醉时，表面麻醉会使用GINGICAINE GEL 20%，局部麻醉药会使用ORA®牙科用注射药管或牙科用Citanest-Octapressin®药管，将其装在药管式注射器中，连接27G针头使用（图2-1-4）。

门诊手术中的局部麻醉是减轻患者痛苦所必需的操作。如果局部麻醉充分起效，可以保障手术顺利进行。而且，有全身疾病的患者相对于健康人来说术中生命体征的变化更大，更加需要充分的麻醉，以避免术中疼痛刺激，影响其生命体征的稳定。为此，想要进行安全且有效的麻醉，就必须透彻理解口腔内的神经支配、所用药剂和麻醉操作等内容。

参考文献

[1] 吉田香織, 松浦信幸. 浸潤麻醉を効かせるためのコツはありますか？ 一戸達也監修. 臨床の疑問に答える 安心・納得の歯科局所麻醉ガイドブック. ヒョーロンパブリッシャーズ, 2019；8-9.

[2] 高野正行. 上顎臼歯部と下顎臼歯部の抜歯時の麻醉で注意すべきポイントは？ 一戸達也監修. 臨床の疑問に答える 安心・納得の歯科局所麻醉ガイドブック. ヒョーロンパブリッシャーズ, 2019；28-29.

[3] 深山治久. 局所麻醉法. 金子 讓監修. 歯科麻醉学 第7版. 医歯薬出版, 2014；189-200.

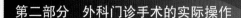

2. 镇静

冈田成生

牙科治疗中过度的紧张状态或对口腔、咽喉部的刺激等，作为压力因素，会造成血管迷走神经反射或过呼吸发作等。镇静可以规避这些有害情况的发生，抑制患者对于牙科治疗的恐惧、不安、紧张等情绪，使舒适安全的治疗成为可能。本节对这种方法做具体阐述。

镇静是什么

镇静根据给药路径分为吸入镇静Inhalation Sedation（IS）和经静脉给药的静脉镇静Intravenous Sedation（IVS）。

镇静的基础是保持患者不会丧失意识。由于是在有意识的状态下，患者可以自主保证气道通畅，对口头的指示也能做出适当的反应。这种镇静措施达到消除不安与紧张，以及在睡意消除后忘却手术经历的效果。

在创伤大的手术当中，会采用有计划地让患者在一定期间内意识消失的深度镇静（Deep Sedation）。这种方法和原来的镇静概念不同，所以对患者必须按照全身麻醉的标准做围手术期管理。

吸入镇静

吸入镇静是让患者吸入低浓度的吸入性麻药，在保持意识的同时缓解对牙科治疗的精神紧张和恐惧心理，达到无压力治疗状态的一种方法。这里对笑气吸入镇静的方法做以记述。

1）笑气吸入镇静的适用患者和非适用患者

（1）适用患者

- 对牙科治疗有不安和恐惧心理的患者
- 有因为牙科治疗的压力导致全身偶发事件经历的患者
- 呕吐反射强烈的患者

（2）非适用患者

- 鼻塞、口呼吸患者

- 无法理解治疗的必要性，不能配合的患者
- 不喜欢戴用呼吸鼻罩的患者

2）笑气吸入镇静的禁忌证

- 体内有闭锁腔（中耳炎导致中耳内压上升、气胸、肠闭锁等）的患者
- 最近眼科手术中做过气体充填的患者
- 妊娠初期（3个月以内）的患者

还包括曾有癫痫、癔症、过呼吸症候群经历的患者，吸入镇静也有诱使其发作的可能性，还是避免使用为好。

3）术前管理

在评估患者生命体征、全身状态、既往病史的同时，还要进行充分的面诊检查。另外，要和患者提前说明在笑气吸入开始后，会逐渐出现哪些自觉症状。术前不需要禁食水，但要告诉患者避免极度的空腹或饱腹。

4）术中管理

（1）体位

在放松的斜倚体位下吸入笑气。

（2）监测

监测血压、脉搏、呼吸等生命体征。对于合并患有缺血性心脏病或心律不齐等循环系统疾病或慢性阻塞性肺病等呼吸系统疾病的患者，要追加心电图机和血氧仪等监护措施。

（3）笑气吸入的实际操作

简单来说，1分钟流入的氧气和笑气的总流量，应该等于或稍稍大于患者的分钟通气量（通常6～8L/min）。

笑气吸入从浓度15%开始观察患者的反应，每3～4分钟将浓度提升5%。到镇静状态大约需要10分钟。确认到达镇静状态后，如果需要使用局部麻醉，可以在这时进行局部麻醉，然后开始治疗。

治疗过程中，一边确认患者的自觉症状，一边调节给药浓度。通常笑气浓度应维持在20%～30%。如果术中患者主诉疼痛，不应增加笑气浓度，而应追加局部麻醉。

治疗结束后，停止吸入笑气。吸入30%以下浓度的笑气时，停止吸入后几乎不会出现低氧血症的问题，但为了更顺利的恢复，建议吸氧数分钟。另外需要注意的是在吸入浓度50%的笑气时，在停止吸入后有报告称会出现低氧血症。

笔者所在科室门诊使用的笑气吸入装置（Panax PX-115）如**图2-2-1**所示。

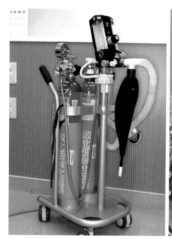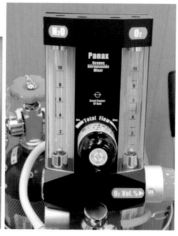

图2-2-1 笑气吸入装置
（Panax PX-115）。

5）术后管理

治疗结束后，应留院观察10分钟左右，如果没有异常就可以让患者回家了。生命体征稳定，应答明了，走路时没有摇晃是可以让患者回家所需满足的条件。

静脉镇静

静脉镇静是在牙科治疗或口腔外科手术时，经静脉给药使患者的恐惧不安和精神紧张得到抑制，从而可以顺利且安全地进行围手术期管理的一种镇静方法。

1）静脉镇静的适应证及风险因素

（1）适用患者

- 对牙科治疗有不安和恐惧心理的患者
- 有因为牙科治疗的压力导致全身偶发症经历的患者
- 呕吐反射强烈的患者
- 患有高血压或心脏病等系统性疾病，希望减轻压力的患者
- 在局部麻醉下进行长时间、大创伤手术的患者

（2）风险因素

- 肥胖
- 开口困难
- 重度身体残障或增龄等原因导致的呼吸功能低下
- 婴幼儿
- 急性闭角型青光眼、重度肌无力
- 妊娠，产妇，哺乳期妇女

2）术前管理

静脉镇静与全身麻醉相比对身体的影响较少，但术前对患者的评估和禁食的要求基本和全麻是相同的。

（1）静脉镇静前的检查

了解病史并进行身体检查。特别要检查是否有上述风险因素。如有必要，要进行采血等术前筛查。

（2）病情会诊确认

基本上如果有正在治疗中的基础疾病，就需要让专科医生提供相关信息，包括现在的病情及服用的药物。另外，需要和内科主治医生确认所使用的静脉麻醉药物。

（3）说明注意事项

• 处置前

依据日本牙科麻醉学会关于牙科诊疗静脉镇静的指南来限制饮食。口服药正常服用。

• 处置后

不能开车，不要饮酒，不要进行有重大责任的工作。

（4）知情同意书

将静脉镇静的特点以书面方式进行说明，并让麻醉负责人和患者或监护人在文件上签字确认。

3）术中管理

（1）麻药的选择

• 咪达唑仑（Dormicum® 注射液10mg，咪达唑仑注10mg）

咪达唑仑不会引起血管疼痛，作用时间短，有较强的遗忘和减轻不安感的效果，是静脉镇静中不可或缺的药物。第一次给药量从0.02~0.04mg/kg开始，逐渐增加，总给药量停留在0.075mg/kg左右。此药对于可以在30~60分钟结束的处置十分有效。静脉镇静中，如果出现因咪达唑仑引起的呼吸抑制或术后苏醒延迟，可以使用拮抗药氟马西尼（Anexate® 注射液5mg，氟马西尼注射液5mg）。

• 丙泊酚（1%Diprivan®注，1%丙泊酚注）

丙泊酚在日本牙科治疗的静脉镇静中应用广泛，其代谢周期短，调节性好，但遗忘效果不如咪达唑仑，给药时会引起血管疼痛，所以可以与咪达唑仑联合使用时，由于其增加了遗忘效果，两种药物可以相互取长补短。由于可以持续静脉给药，而且有强力的镇静效果，针对长时间的处置更为有效。如果进行充分镇痛，按0.5mg/kg给药3~5分钟后，按1.5~4.5mg/kg/hr的给药量就可以维持镇静效果。

使用专用设备TCI（Target-controlled Infusion）泵，可以预测丙泊酚在血中及作用部位（脑内）的浓度，通过自动控制给药速度，就可以维持设定好的目标血药浓度。使用TCI泵时，1.0~2.0μg/mL的浓度就可以镇静，但由于存在个体差异，建议慢慢上升达到目标血药浓度，将获得充分镇静时的作用部位浓度设定为目标血药浓度。

使用时，由于需要关注呼吸和循环的动态变化，请在有麻醉专科医生的情况下使用。持续用脉搏血氧仪监测呼吸状态，必要时进行吸氧。由于存在血压下降的危险，应最少5分钟测定一次血压。

（2）监测

使用静脉镇静时，必须监测患者的意识、通气、血氧、循环等情况。

- 监测呼唤时的意识状态
- 监测麻醉深度（BIS监测）
- 观察胸廓
- 听诊呼吸音
- 呼吸末二氧化碳浓度（$EtCO_2$）
- 血氧饱和度（SPO_2）
- 心率
- 血压
- 心电图

4）静脉镇静的实际操作

（1）确认当天的身体状态和禁食情况

（2）建立静脉通路

静脉镇静中丙泊酚使用广泛，为了能持续长时间静脉给药，强烈建议使用留置针。这样可以防止身体活动导致的血管损伤或药液外漏，而且可以在必要的时候紧急静脉注射给药。

（3）佩戴监护设备

（4）给氧

静脉镇静时动脉的血氧饱和度或单次通气量会降低。因此强烈推荐在术中给患者吸氧。用鼻氧管给患者2L/min左右的氧气。

（5）镇静药物静脉注射开始

（6）维持

镇静等级（表2-2-1）分为4个阶段，即使设定的目标是意识状态下的静脉镇静，也会出现体温降低的现象，所以如果室温较低时，建议用毛毯等帮助患者保暖。

镇静等级是连续变化的，在此基础上，患者对麻醉药物的反应又存在个体差异，所以给予镇静药物后的镇静等级是无法正确预测的。因此，对镇静药物要缓慢注射，重要的是在出现比目标等级更深度的镇静时，可以退回到较浅等级。

5）紧急情况的应对

静脉镇静的并发症中发生频率最高的是呼吸或气道的问题。血压降低，心动

表2-2-1 美国麻醉学会（ASA）对镇静等级的分类

	抗不安	中度镇静	深度镇静	全身麻醉
反应	对于呼唤可以正常反应	对于呼唤或刺激可以正常反应	对于反复或伴有疼痛的刺激可以正常反应	对疼痛刺激也不会苏醒
气道	没有影响	没有必要介入	可能需要介入	往往需要介入
自主呼吸	没有影响	适度	可能不充分	经常不充分
心血管系统功能	没有影响	大体可以维持	大体可以维持	可能受到抑制

过缓，神经性休克（血管迷走神经反射）等也有相关报道，请务必注意。另外，根据ADA的指南，作为麻醉负责人所必须具备的条件是要求学习完成现场急救处置［Basic Life Support（BSL）］。

为了应对出现呼吸停止、心跳停止、意识障碍，或者出现类似状态的患者，一定要将必备药剂，及物品存放在急救推车中。为了能在患者出现紧急情况时迅速进行抢救措施，必须使急救推车处于随时可用的状态（图2-2-2）。

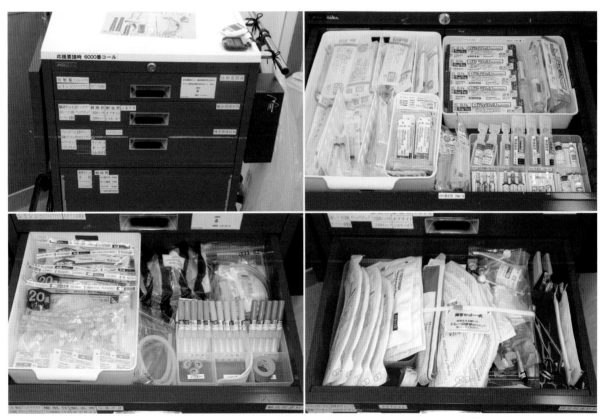

图2-2-2 笔者所在科室门诊常备的急救推车。急救车中应常备各种药剂、输液套装、插管套装等。

（1）上呼吸道阻塞

根据反常呼吸和气管牵引（Tracheal Tug）相对容易判断。上呼吸道阻塞会造成胸腔内负压，吸气时凹陷的状态称为气管牵引。这是上呼吸道阻塞时的典型体征。

以压额抬颏法或抬颏法来应对。减量镇静药物，必要时经鼻建立呼吸通道。

（2）呼吸抑制

常在镇静开始后立即出现。在镇静开始前出现过呼吸状态时，镇静后可能马上会出现一过性呼吸停止。确保气道通畅和吸氧后，等待自主呼吸再次启动。通常自主呼吸会重启，但如果SPO_2有继续降低的倾向，可以用呼吸气囊连接面罩进行人工呼吸。

（3）呛咳

静脉镇定时，存在不能将水保持在口腔内或吞咽时机掌握不好的情况。此时，涡轮手机等器具的喷水以及唾液对喉部的刺激会诱发咳嗽，由于呛咳可能会导致SPO_2降低，在吸氧和确保气道通畅的状态下等待恢复即可。在深度镇静中容易呛咳，需要注意。

（4）误饮、误咽

静脉镇静会抑制咽喉的反射，因此异物从口内掉入时，容易引起误饮或误咽。进行有异物落入可能性的处置时，应将纱布展开放在咽喉部或使用橡皮障，必须采取一切可以想到的预防措施。

（5）心动过缓

一般来说，牙科门诊使用的咪达唑仑和丙泊酚没有直接诱发心动过缓的问题，但给药过程中可能出现心动过缓的倾向。硫酸阿托品有改善心动过缓并抑制气道分泌物的作用，在静脉镇定时经常使用。

（6）血压降低

如果静脉镇静达到适当的镇静等级，由于镇静作用使交感神经的紧张减轻，会有血压降低的倾向。但这在临床上基本不会造成问题，如果想改善暂时性低血压，可以使用盐酸麻黄碱。

6）术后管理

- 给药结束后，等待患者从镇静状态中恢复
- 确认单次通气量基本恢复，呼吸状态安定后可以终止吸氧。脉搏血氧仪要再多戴用一段时间
- 参照回家许可的简单标准（表2-2-2）判断是否可以让患者离院。可以交给患者一张写有回家后注意事项及紧急联络方式的卡片
- 使用拮抗药物时，可能会出现再次镇静的情况，因此要在给药结束后观察2小时左右
- 希望患者在回家后可以有能负责照顾的成人陪伴

表2-2-2 静脉镇静回家许可的简单标准（日本齿科麻醉学会编，2009）

1. 生命体征正常且稳定。
2. 没有明显的意识障碍。
3. 基本运动·平衡功能恢复。
 ·走路不摇晃
 ·闭眼双脚直立可以维持30秒
4. 出血处置·手术后的确认。
 ·没有术后出血
 ·疼痛在可忍受的范围内
 ·没有恶心和呕吐

　　为了恰当评估镇静的风险，避免并发症，需要医生有充分的知识、技术和指导原则。严格遵守日本齿科医学会公开发表的《牙科诊疗静脉镇静指导原则》，就可以向患者提供安全恰当的镇静。

参考文献

[1] 藤澤俊明. 吸入鎮静法. 金子　讓監修. 歯科麻酔学　第7版. 医歯薬出版, 2014；208-216.
[2] 宮脇卓也, 前田　茂. 静脈内鎮静法. 金子　讓監修. 歯科麻酔学　第7版. 医歯薬出版, 2014；216-244.

3. 切开、止血、缝合

早坂纯一

　　切开、止血、缝合是基础技术，环环相扣。对于外科门诊手术来说，如果解剖学的知识、技术、器材等准备不充分，会导致术中、术后出现严重的并发症、后遗症，这一点请牢记在心。

　　由于这些技术的熟练度会直接体现在患者身上，所以身为患者主刀的医生必须时常磨炼自己的技术。

切开

　　切开中要注意的是血管走向，要考虑血液流动方向来制作黏骨膜瓣。

　　切开的基本操作是在切开处施加张力，用手术刀向术者方向"嗖"地边回拉边切开。如果不施加张力，就不能"嗖"地切开，而是"咔嚓咔嚓"地切出像虚线一样的切口，之后手术创口再受到挤压，造成挫伤，那术后愈合就明显变差。"嗖"地切开是关键。

　　①认真确保术野；

　　②对术野施加张力。吸引唾液、血液，使用纱布绷紧组织；

　　③切开时要持续施加张力。

　　以上3点就是干净切开的秘诀。

　　用石蜡和橡皮障制作的切开简易练习台如**图2-3-1**所示。在橡皮障上施加张力，练习各层的切开。

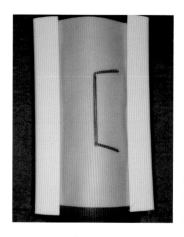

图2-3-1　切开及缝合的简易练习台。
将两枚橡皮障重叠在一起，当作不同组织分层，可以用来练习切开或骨膜及黏膜的缝合。如果不施加张力就切开，则可以感到切开不顺畅。

止血

最有效的止血技术就是"压迫止血"。

1）对出血的处置

基本原则是先进行压迫止血，再使用其他适当的止血方法。

2）主要出血点

- 牙齿脱位造成的来自牙槽骨里的出血
- 口腔黏膜的撕裂损伤
- 颌骨骨折伴随的来自下牙槽动静脉或骨折面的出血
- 来自面动脉、上下唇动脉、舌动脉等颈外动脉分支的动脉性出血。另外需要认识到，如果是累及口底部、颌下区等的出血，有发生急性气道狭窄的危险
- 对于牙脱位造成的出血，首先要用纱布压迫出血点
- 针对骨折等从骨面来的出血，首先要尝试暂时复位。如果可以复位，多数可以控制出血
- 对于来自软组织的出血，首先要确认出血点并用纱布压迫，与此同时用含有血管收缩剂的局部麻醉药物进行局部麻醉，这样就能在一定程度上控制出血。确认出血点（小血管性出血用结扎止血）并进行缝合。随意的缝合会造成口底血肿，进一步气道狭窄，所以一定要先确认出血点再进行止血
- 遇到动脉性出血止血困难的病例，会出现急性气道狭窄或出血性休克，这种情况可以在全身麻醉下做颈外动脉结扎

3）口腔外科领域使用的主要止血方法

（1）暂时止血法

- 压迫法：用纱布直接压迫在创面上
- 指压法：在出血处近心端的动脉上用手指压迫（上下唇动脉、面动脉等）
- 栓塞法：创伤空腔很深等情况下，用纱布填充空腔的方法

（2）永久止血法（外科性止血）

- 创缘缝合：切伤、裂伤、刺伤等可以缝合止血
- 挤压法：挤压组织血管，将血管腔闭锁而止血的方法。从颌骨来的动脉性出血，用止血凿在出血点捶打挤压，多数可以止血
- 血管结扎法：用缝线将正在出血的血管结扎
- 周围缝合法：将出血点周围组织缝合结扎的方法

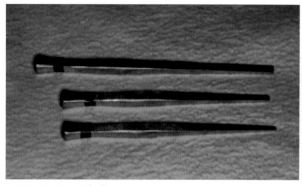
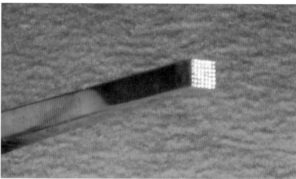

图2-3-2　止血凿。

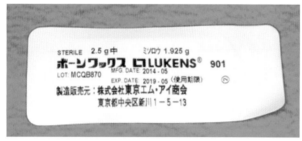
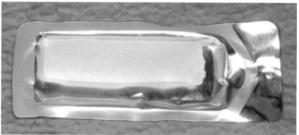

图2-3-3　骨蜡。主要成分为蜂蜡。

伴有血友病、肝硬化、白血病、DIC（弥散性血管内凝血）等系统性疾病的出血，需要在整体给予血液制品和止血剂。这些都是问诊时可以确认的信息，要仔细进行所以术前检查。

如果在医院值班，会有处置拔牙后出血的经历。多数是从骨面来的出血，大多可以在拔牙窝内填塞可吸收性的止血材料（氧化纤维素）来止血，但如果是从骨面来的动脉性出血，光这样填塞材料止血会不充分，回家后由于疼痛导致血压升高或咳嗽等原因还会引起术后出血。

4）骨出血的止血技巧

骨出血用止血凿（图2-3-2）的骨挤压法或骨蜡（图2-3-3）来进行止血较为有效。

骨挤压止血是在出血点用止血凿和锤子敲击，将骨压扁而达到止血的目的（图2-3-4）。骨蜡是在骨面的出血处涂抹，将出血部位封堵来实现物理性止血（图2-3-5）。不过，过量使用骨蜡会引起感染，而且会妨碍骨愈合，因此，必须去除多余的部分（骨蜡的生理吸收非常少）。

如果骨挤压基本可以止血，再贴敷SURGICEL®（图2-3-6）或戴用止血压板和牙周塞制剂（SURGICALPACK）就可以获得良好的止血效果。

止血技术的秘诀是，不要慌张，先进行压迫止血，要先确认出血点（从骨面还

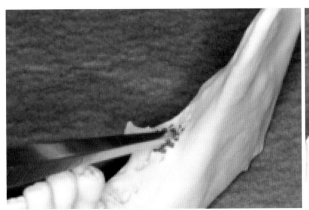

图2-3-4 止血凿进行骨挤压。

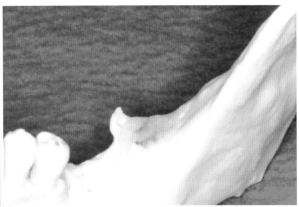

图2-3-5 骨蜡止血。

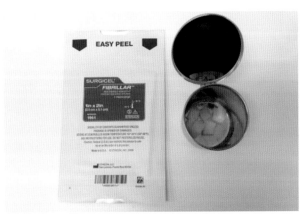

图2-3-6 SURGICEL®（棉型）。

是软组织来的出血，是动脉性还是静脉性出血），选择有效的止血方法。嘴里出血不止的患者会相当不安，并产生很大压力，因此术中的止血务必要切实进行。

缝合

缝合是完成手术的关键操作。在口腔这种狭小空间里，想要短时间不增加患者负担地进行可靠的缝合，就需要在术前做好手术模拟。

1）打结缝合

- 简单缝合：一针一针缝合。口腔外科门诊手术中最多使用，是外科的基础操作
- 垂直褥式缝合：适合较深的创口。创面密合度高
- 水平褥式缝合：适用于有张力部位的浅层组织，创口密合度较低。口腔外科门诊手术中也使用较多

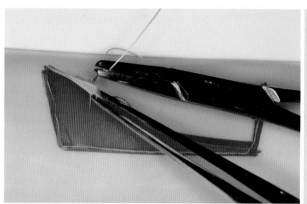

图2-3-7　缝合的基础是"从可动组织（黏骨膜瓣）缝合到不可动组织"。

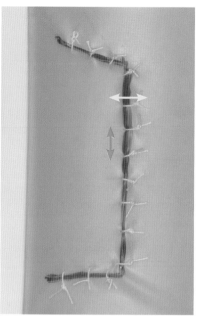

图2-3-8　边距和针距。
蓝色：针距的间隔；黄色：边距的间隔。

2）连续缝合

用一根线将创口全部连续缝合。口腔内使用频率较小。

想要开展局部麻醉下的口腔外科门诊手术，就需要尽早掌握以下这些技巧，尤其是单手打结和器械打结。

- 单手打结：口内缝合最为适用。所需缝合操作空间小，与双手打结相比可以更快缝合。需要根据结扎部位状况而采用不同方法，不会总是只用同一只手，所以不论哪种打结方法，都应该可以用左右手打出同样的结

- 器械打结：用持针器单手打结。主要是使用持针器，所需空间比手指更小，缝合操作也比用手指打结要少

- 双手打结：基本的打结方法，但不适合口腔内的外科门诊手术

3）缝合的诀窍

- 要从黏骨膜瓣等可动组织向不可动组织缝合（图2-3-7）。组织张力过大的时候，需要潜行剥离（黏膜下剥离或皮下剥离），再进行减张切开

- 边距（与切口相对的垂直方向进针和出针）和针距（与切口相对水平方向的进出针间距）都要适当，不要把线结放在切口上（图2-3-8）

本节记述了关于口腔外科门诊手术切开、止血、缝合的要点。由于是围绕临床上的重点写成，所以还有不足的内容就需要读者自己进一步学习更多的知识，并在有专科医生或指导医生的机构中积累更多的经验。

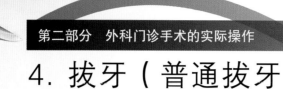

4. 拔牙（普通拔牙、难拔牙、乳牙拔牙）

山本亚纪

拔牙是牙科中使用最多的外科手术。要想安全地进行拔牙，就需要掌握患者的全身疾病及服药情况，还要通过X线影像掌握解剖学的位置关系以及骨和牙根的状态。

诊断

在图像诊断方面，首先要掌握解剖学的形态。掌握术区与下颌管或上颌窦的位置关系等可以预防偶发意外事件。其次，要掌握骨吸收的程度，牙周硬骨板是否存在，有没有骨硬化影像等。关于牙根的形态，要确认牙根数量以及是否有折断、弯曲、分叉大或根膨大等情况。这些信息，关系到是否需要去骨或分根，是掌握拔牙难度的基础。另外，观察影像时，要一并确认颌骨内是否有其他病变或埋伏牙。

必要的工具	【难拔牙需要准备的工具】
· 牙科诊疗基本套装	· 标记切口的龙胆紫液
· 表面麻醉剂、浸润麻醉用的工具及麻药	· 手术刀片（#15圆刀）
· 牙挺	· 骨膜剥离子
· 拔牙钳	· 咬骨钳子
· 挖匙	· 涡轮手机
· 纱布	· 骨凿、锤子
	· 拉钩
	· 骨锉
	· 持针器、缝针、缝线
	· 止血剂等

解剖

需要注意的解剖学相关位置有上颌的切牙管和上颌窦，下颌的下颌神经管，颏孔等。另外舌侧移位的牙齿还要留意舌神经和舌下动脉的走行。

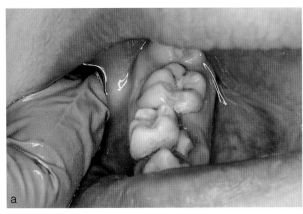
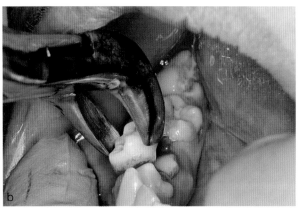

图2-4-1 E| 拔牙。

a：已经有继生恒牙萌出。b：由于牙根吸收很多，拔牙相对容易。

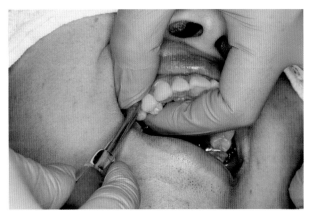

图2-4-2 为防止牙挺滑脱用手指扶持。

术式

1）麻醉

将拔牙部位周围的黏膜充分干燥后涂布表面麻醉剂，几分钟后在颊舌侧进行足量的浸润麻醉。

对于明显松动的乳牙，可以仅进行表面麻醉就拔除（图2-4-1）。

2）牙根的脱位、拔出

残根经常是被牙龈覆盖的状态，需要切除覆盖的牙龈才能显露牙根。牙根有弯曲、分叉、膨大，如果骨质松软也可能直接拔除。用探针确认牙周膜，将牙挺插入牙周膜间隙挺松牙根使其脱位。这时如果施力过大，可能造成根尖在脱位前就折断，因此要注意用轻力挺松牙根。另外，为防止牙挺滑脱造成周围软组织损伤，要用手指抵在牙挺前端加以保护（图2-4-2）。

脱位困难时，要进行去骨或分根。分根（图2-4-3）比去骨的创伤小，但也有无

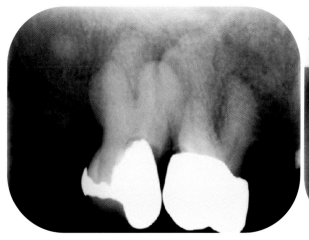 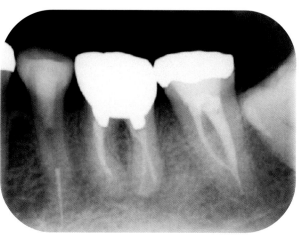

图2-4-3　7│需要拔除。
牙根分叉而且膨大。需要分根后拔除。

图2-4-4　│6 需要拔除。
牙根弯曲且有骨黏连。需要分根并去骨后拔除。

法顺利拔除的时候，根据情况有需要去骨的可能（图2-4-4）。进行去骨时要在保障血供的基础上，切开牙龈，翻开黏骨膜瓣。分根时应该用稍微粗一点的车针，而去骨时则需要选择细的车针。用细的车针去骨创造出可以插入牙挺的缝隙。此时，如果连牙根也一起磨到，牙根和骨的边界就会变得不清晰，所以要注意在磨除时只磨骨。对于骨黏连的牙根，要用骨凿（圆刃凿）、锤子将骨黏连解除。

根尖弯曲时，要注意顺应弯曲方向将其挺出。这样挺出时即使根尖折断，也已经脱位，去除就比较容易取出了。

3）搔刮，确认拔牙窝

拔牙后首先要观察拔出的牙齿，看根尖有无折断，如果有折断，要确认断端是否可以取出。其次再搔刮不良肉芽。观察拔牙窝，确认是否存在残根或不良肉芽。不良肉芽残留会成为拔牙后出血或剩余囊肿的原因，所以要彻底搔刮。对于上颌窦穿孔，要在闭口状态下捏住鼻子，通过让患者向鼻内鼓气来确认。

4）冲洗，缝合

将拔牙窝冲洗干净，必要时进行缝合。

关于乳牙拔牙的注意点

乳牙的解剖特征是上颌乳前牙牙根向唇侧弯曲，磨牙的牙根分叉大等。因此，拔牙操作时要注意避免牙根折断。另外，要小心不要伤及继生恒牙的牙胚。乳磨牙的牙根形态是抱着继生恒牙的，所以必要时需要进行分根拔牙。

拔牙的难度，除了牙和骨的状态，还受到患者的年龄、开口度、牙齿排列等因素的影响。术前要认真分析这些情况，制订拔牙计划，这样才能安全地拔牙。

5. 下颌埋伏牙拔除术

土屋欣之

埋伏牙的拔牙是口腔外科中最具代表性的外科门诊手术，也是钻研口腔外科的医生最先学习到的基本术式，日常临床中做得非常多，但也容易发生并发症。

埋伏牙的拔牙是由①切开；②骨膜剥离；③去骨；④分冠；⑤牙挺拔牙；⑥缝合等步骤构成的手术操作。这些步骤在其他的口腔外科手术中也有使用，所以埋伏牙的拔除对于提高其他口腔手术技术也是一种很好的训练。另外，埋伏牙拔除的最低目标，不仅是把牙齿拔出来，还要在拔牙的同时考虑各种各样的并发症。

对在笔者所在科室进行的埋伏牙拔除术，将以下颌智齿的拔牙为中心进行介绍。

诊断

对于下颌埋伏智齿的拔除，术前诊断中重要的事项有：拔牙的难易度；与邻牙的关系；与埋伏智齿相关的颌骨内病变等。

1）拔牙难易度的评估

主要靠问诊和X线检查来进行。评价下颌埋伏智齿拔除难度的标准如表2-5-1所示。建议初学者先从这个表上所有项目都是简单的埋伏牙开始。

难度评价时所用的影像检查中，牙片对评价牙根弯曲和牙根数目有效，但评价下颌管的走行或牙根与上颌窦的位置关系时则需要使用全景片。而进行更详细检查时，近年来会使用CBCT。

2）邻牙的评估

智齿冠周炎反复发作会导致智齿周围以及第二磨牙远中的骨吸收。另外，智齿牙冠嵌入第二磨牙会造成第二磨牙远中面龋坏。埋伏智齿拔除后可能会出现第二磨牙松动、自发痛、冷水痛等症状。还有，第二磨牙如果有继发龋、不良修复体、充填物等，拔牙时可能造成第二磨牙折裂或修复体充填物脱落等问题。这些都是初学者常见的问题，如果在邻牙评估中发现有风险，要在术前说明，并在术中小心处置，避免这些麻烦。

表2-5-1 下颌埋伏智齿的拔除难度评估

评估项目	困难	简单
智齿周围炎发病史	有过几次	没有
患者的年龄	40岁以上	30岁以下
有无过度紧张状态或呕吐反射	有过度紧张状态或呕吐反射	轻度紧张
有无全身并发症	有	无
牙冠埋伏的深度	埋伏位置低于第二磨牙颈部	埋伏位置高于第二磨牙颈部
牙轴角度	埋伏牙的牙轴近中倾斜角度在60°以上或远中倾斜	除完全埋伏，牙轴倾斜角度较小
第二磨牙倒凹	X线上智齿的牙冠有一半以上和第二磨牙重合	X线上智齿的牙冠未与第二磨牙重合
埋伏牙的根数	多根	单根
埋伏牙的牙根弯曲	牙根弯曲大	无牙根弯曲

3）下颌埋伏牙相关的颌骨内病变

　　下颌埋伏牙相关颌骨内病变的代表是含牙囊肿，但需要鉴别的病变有剩余上皮囊肿和牙源性角化囊肿等。含牙囊肿的诊断为智齿牙冠被包含在囊肿内的X线透射性病变。另外，智齿有龋坏并且有以根尖区为中心的透射影像时，首先应该怀疑根尖周囊肿。混杂在这些良性疾病之中的，也有少数是颌骨癌或智齿周围牙龈来源的扁平上皮癌，所以在看到埋伏智齿周边有透射性病变时，必须积极做组织采样，进行病理诊断。

必要的工具

- 牙科诊疗基本套装
- 标记切口的龙胆紫液
- 表面麻醉剂、浸润麻醉用的工具及麻药
- 手术刀片（#15圆刀）
- 镊子（有齿，无齿）
- 骨膜剥离子
- 牙挺（直挺及弯挺）
- 拔牙钳（磨牙用及残根用）
- 咬骨钳子
- 涡轮反角手机
- 直手机加球钻
- 骨凿、锤子
- 拉钩（宽1cm左右的）
- 骨锉
- 缝线、缝针、持针器、纱布
- 止血剂（SURGICEL®等）

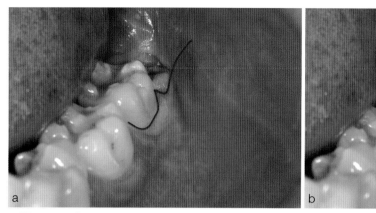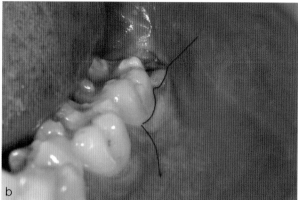

图2-5-1 切口。
a：牙颈部切开法。b：三角瓣切开法。

解剖

初学者在拔除下颌埋伏智齿时，远中切口的设计常有偏内侧的倾向。下颌升支在于智齿的后外侧，因此，如果从第二磨牙远中沿直线切开，可能会伤及舌侧的组织。

下颌骨的舌侧有舌神经、舌动脉、翼内肌等存在。下颌颊侧到外斜线附近这种程度的剥离对术后肿胀等并发症的影响较小，但舌侧的牙龈剥离，可能会造成上述组织的损伤，原则上，下颌智齿拔除中不进行舌侧牙龈组织的剥离。

术式

1）麻醉

先进行表面麻醉，再按照①颊侧可动黏膜；②颊侧牙槽嵴；③埋伏牙正上的牙槽嵴顶的顺序缓慢注射局部麻醉药物。这里可以使用利多卡因1.8mL的药管两支左右。麻醉针刺入时，要确认是否有骨缺损。

另外，如果可以在黏膜下确认到牙冠，可以从牙槽嵴顶在颊侧黏膜下沿着牙冠进针，进行牙周膜注射。骨性完全埋伏的牙去骨以后，在牙周膜内追加注射半支到一支麻药。

通常埋伏牙拔牙，不用传导阻滞麻醉也能拔除，但埋伏牙位置较深时，可以将阻滞麻醉与浸润麻醉并用效果更佳。

2）切开、剥离

下颌埋伏智齿的拔除中，使用牙颈部切开法或三角瓣切开法（图2-5-1）。

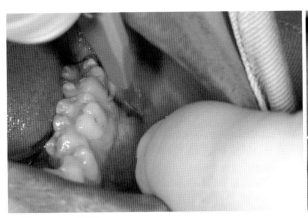

图2-5-2 切开。
手指牵拉黏膜，用#15刀片切开。

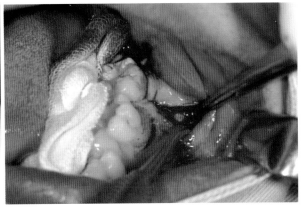

图2-5-3 骨膜剥离。
切开后，将骨膜剥离子插入骨膜下，从下往上进行骨膜剥离。

如果在口内看确认到一部分智齿的牙冠，就不必增加垂直切口，仅以远中切口就足够暴露术野。这时，还需要将切口延伸到第二磨牙近中颊侧的轴角处，做充分的龈沟内切开。

远中切口从第二磨牙远中面龈沟中央开始向下颌升支外侧，到可动黏膜区为止，全长不超过1cm。此时，如果在过度颊侧牵拉的状态下进行切开，去除牵拉后切口可能会偏向舌侧的位置，所以在切开前，要去掉牵拉力，确认适当的切口位置。

垂直切口通常在第二磨牙颊侧牙龈中央或远中1/3左右为起点，切到可动黏膜为止。为获得足够的张力，手指在颊侧牵拉黏膜，在有张力的组织上用锋利的#15手术刀将黏膜垂直切开（图2-5-2）。如果不牵拉就大力地用刀压着去切开，黏膜和骨膜的创面会被挫伤，可能成为术后创口感染或皮下气肿等术后并发症的原因。

黏骨膜瓣的剥离要从切开部位将骨膜剥离子的尖端插入，贴着骨面从下往上，从前往后去剥离骨膜（图2-5-3）。龈沟附近容易受到挫伤，要谨慎操作。另外，有牙龈附着在智齿的牙颈部时，要用手术刀追加切开或用剪刀剪除。

切开和翻瓣时会伴有出血。为防止血液流入咽喉部，可以用小块纱布放在创口的舌侧远中处吸收血液。

翻开黏骨膜瓣后，用宽度1cm左右的拉钩牵拉以确保术野。

黏骨膜翻瓣时如果挫伤到骨膜，可能会因为涡轮高速手机进一步造成皮下气肿、血肿或皮下淤青，因此必须注意避免损伤骨膜。

3）去骨

不同医疗机构推荐用的去骨设备也各不相同。气动涡轮高速手机可以高效去骨，但如果有骨膜的挫伤，可能造成皮下气肿。尽可能保留第二磨牙牙根附近的骨，这样可以预防第二磨牙松动、冷水疼痛、术后长期拔牙窝内食物残渣滞留等问题。

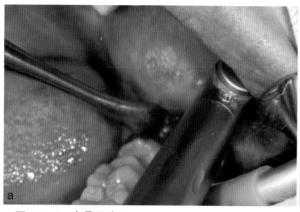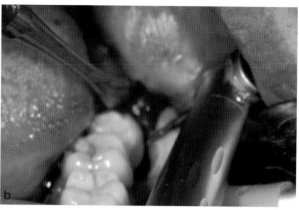

图2-5-4 去骨及分冠。

a：为防止高速手机损伤黏膜，舌侧用骨膜剥离子，颊侧用拉钩保护好组织。b：去除埋伏智齿靠牙冠部的骨。

去骨及分冠的时候，因所用的切割器械造成颊黏膜、口底、舌头等软组织损伤是众多偶发意外事件之一，为了避免这种黏膜损伤，必须在舌侧用骨膜剥离子，在颊侧用拉钩保护好软组织。去骨要去到超过埋伏牙牙冠的外形高点线（**图2-5-4**）。

在牙冠周围去骨之后，沿着智齿牙根，为牙挺插入再创造出一条间隙。

4）分冠、分根

拔除水平埋伏的智齿时，必须先取出进入第二磨牙倒凹里的智齿牙冠。在埋伏智齿的牙颈部附近将牙体分割。分冠可以使用高速涡轮手机的反角手机。多数情况下，会稍微保留一点智齿最深处和舌侧的牙体，最后以牙挺等将其折断。这是为了防止过度磨除到骨组织，导致伤及深部的下颌神经管和舌侧的舌神经。对于深处的埋伏牙，分割牙冠时为了能在直视下进行，在牙颈部分割的同时还要沿第二磨牙的方向进行分割。这种T字形的分割要分为几次进行，这样能确认牙齿的切割区域，可以更加安全地分割牙冠。

埋伏牙位置很深时，车针无法从上方够到牙冠。这时可以将机头倾斜向颊侧，从颊侧分割。

分割后的牙冠可以利用牙挺的轮轴作用，从上方或颊侧取出。另外在第二磨牙倒凹大的病例中，可以朝向已被磨除掉的颊侧皮质取出牙冠碎片。

5）用牙挺取出牙根

如前所述，已经沿着智齿的牙根制备了一条间隙，可以插入牙挺。利用牙挺的杠杆作用和楔子作用，尝试将牙根取出。楔子作用是沿着牙周膜间隙将牙挺逐渐插入使牙齿脱位的方法，但牙槽骨的皮质骨如果有破坏，这种方法就比较困难。首先可以用楔子作用尝试，如果不能脱位，再利用前面制备的间隙，尝试用杠杆作用拔牙（**图2-5-5**）。

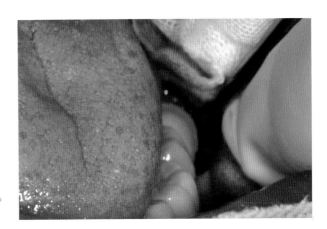

图2-5-5　牙根的取出。
将牙挺插入牙周膜间隙使牙齿脱位。
为防止滑挺，用食指扶住。

另外，对于不分割牙冠就可能拔除的埋伏牙，可以尝试将牙挺插入牙根底面让牙齿转动而脱位。这项操作在智齿接近下颌神经管时，会有损伤神经的风险，因此禁止在这种情况下使用。这种轮轴转动作用在上颌智齿拔除时非常有效。多根牙的情况下，用上述方法取出牙根比较困难。此时需要用高速涡轮手机或直手机。以埋伏牙的根分叉处为目标将牙根分割并取出。

6）搔刮及检查拔牙窝

反复发生慢性炎症的智齿牙冠周围都有肉芽组织存在，需要彻底搔刮。发现有骨异常吸收或怀疑有肿物或囊肿时，需要做病理检查。还应确认拔牙窝内有无牙齿碎片或肉芽残留，以及有无下颌神经管暴露、损伤或异常出血等。骨头有尖锐的部分要用骨锉磨平。

7）缝合

用4-0的丝线或4-0的软尼龙线进行缝合。垂直切口错位是创口愈合不良和术后疼痛的原因。先在垂直切口的近牙颈部缝合1针，再在其下方缝合1～2针。相对黏膜直角刺入，必须缝合到骨膜层。远中切口也需要缝合1～2针，要缝合到足够的黏膜下组织。完全将创口关闭可能会造成术后的肿胀、血肿或感染，如果不是止血困难，不要完全关闭（图2-5-6，图2-5-7）。

完全埋伏时需要留置引流条，预防血肿形成。

8）术后观察

如果可能应在术后第二天进行检查，观察全身状态，确认血肿形成情况，有无下牙槽神经、颏神经及舌神经麻木。一周后拆线并观察伤口愈合情况。

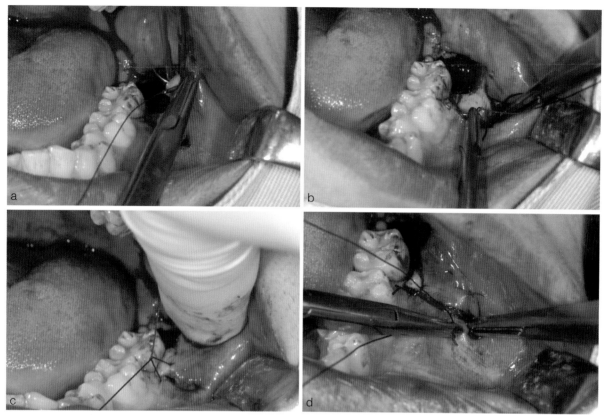

图2-5-6　近中垂直切口的缝合。

a：在黏骨膜瓣的龈沟附近进针。b：垂直切口的近中侧，要包含骨膜一起，从下方向龈沟附近进针。c：用手指调整黏骨膜瓣的位置，打结。d：用镊子将垂直切口向外侧牵拉，缝合第二针。

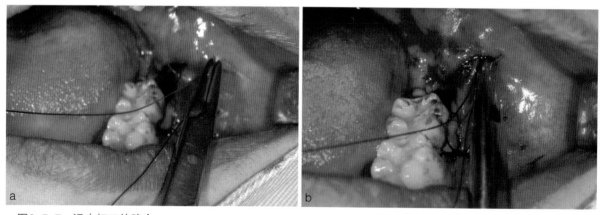

图2-5-7　远中切口的缝合。

a：远中切口的缝合。相对黏膜直角进针后，要包含足够的黏膜下层组织。b：咽喉侧也同样不能只缝合黏膜，进针时要包含足够的黏膜下层组织。

　　　　埋伏智齿的拔除相对来讲是比较简单的操作，但可能会发生严重的并发症。建议谨慎选择病例，慢慢增加难度，增加自己能应对的病例。

　　　　另外，种植等其他口腔外科的门诊手术也需要做黏骨膜瓣翻瓣和去骨的操作，通过埋伏智齿的拔除可以学到这些技巧，对于从现在开始要从事口腔外科的同仁，请参考这里介绍的技巧挑战一下埋伏智齿的拔除吧。

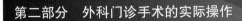

6. 上颌埋伏牙拔除术

川嶋理惠

诊断

上颌智齿的拔除基本和上颌磨牙拔除相同。上颌埋伏智齿拔除的术前诊断重点有：拔牙的难易度；与邻牙的关系；与上颌窦的位置关系。

1）拔牙难易度的评估

上颌埋伏智齿可以分为垂直位、远中倾斜、近中倾斜、颊侧倾斜、舌侧倾斜、横向位、水平位、倒生位等。另外，根据埋伏的深度又可以分为高位、低位和极度低位。每种分类的拔牙难度依次升高，拔牙时所遇到的困难也依次变多。上颌智齿的牙根形态多向远中弯曲，但也有多根、肥大根、C型根等复杂牙根形态的病例。

2）与邻牙的关系

遇到智齿轻微近中倾斜或远中骨较薄的情况，可将智齿向远中挺出，拔牙相对容易。但遇到有远中骨头较厚或者智齿牙冠比第二磨牙的牙颈部位置更深的时候，可能需要大量去除颊侧骨壁并分割牙冠。

3）与上颌窦的位置关系

在低位的埋伏智齿或上颌窦发育良好上颌窦底位置较低的情况下，需要注意牙根进入上颌窦内以及上颌窦穿孔的风险。

上颌智齿拔除术的要点

与下颌智齿拔除不同，上颌智齿很难在直视下进行手术，因此手指的感觉十分重要。另外，患者大张嘴时，由于颊侧软组织隆起会使术野变得更加狭小，所以在开口一横指的状态下器械更容易操作。另外，上颌结节的骨头很薄，在脱位时注意不要使用过大力量。

1）麻醉

表面麻醉后，依次在颊侧可动黏膜、颊侧牙槽部、埋伏牙正上方的牙槽嵴顶缓慢注射局部麻醉药物。通常使用利多卡因1.8mL的药管1～2支。另外，如果可以在黏膜下确认到牙冠，可以从牙槽嵴顶在颊侧黏膜下沿着牙冠进针，进行牙周膜注射。

2）切开、翻瓣

本病例中 |8 完全被黏膜覆盖，因此需要通过全景片和触诊来掌握智齿的大概位置（图2-6-1）。计划在 |7 的近中做垂直切口，从 |7 的颊侧牙颈部到远中做嵴顶切口（图2-6-2）。

3）去骨

一边确认 |8 的部分牙冠，一边用圆头骨凿去除颊侧骨壁。这个部位的骨比较薄，多数情况下轻轻用锤子敲打就可以去除（图2-6-3）。

4）脱位、取出

让患者闭口到一横指左右，在 |8 的牙冠近中转角部位的牙槽骨间隙中插入牙挺，向远中方向加力，让牙齿脱位（图2-6-4）。这时，为了防止滑挺，用左手拇指和食指搭在拔牙部位两侧，手指的感觉非常重要。如果强行加力，可能会出现上颌结节骨折或邻牙脱位等问题。

脱位确认后，用钳子牢牢夹持住牙冠，将牙齿取出（图2-6-5）。

5）搔刮、检查拔牙窝

用骨锉将尖锐骨边缘磨平，用生理盐水冲洗拔牙窝。确认拔牙窝内没有牙齿碎片或骨片等残留。

6）缝合

复位黏骨膜瓣，用4-0尼龙线缝合垂直切口。首先在黏骨膜瓣的龈沟附近进针，在垂直切口的近中侧，要包含骨膜一起，从下方向龈沟附近进针，穿出后打结。拉钩将垂直切口向外侧牵拉，使黏膜伸展开，缝合第二针（图2-6-6）。在远中由于无法直视，所以缝合较为困难，用有齿镊将黏骨膜瓣稳定夹持后，缝合1～2针。确认止血后完成手术。

7）术后观察

作为术后的处置，要在术后第二天进行消毒，约1周后拆线。检查时除了看伤口的愈合情况，还要注意观察有无持续性出血，有无上颌窦穿孔等。

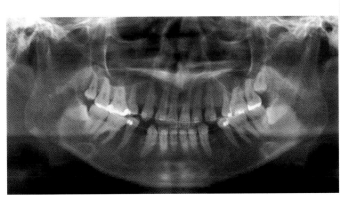

图2-6-1 全景片。

上颌左侧看到近中倾斜的埋伏智齿。智齿的牙冠比 7 的牙颈部更低。上颌窦发育相对较好，但与智齿之间还有一层骨。

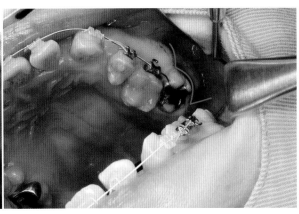

图2-6-2 切口的设计。

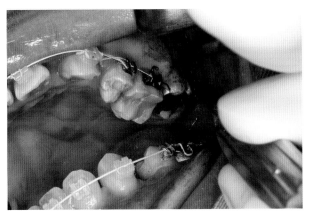

图2-6-3 去骨。

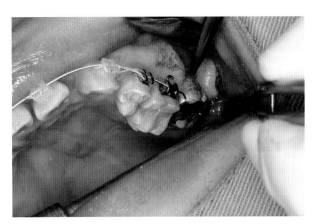

图2-6-4 牙齿脱位。

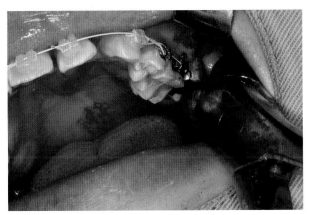

图2-6-5 牙齿取出。

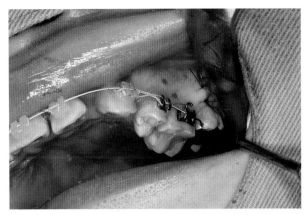

图2-6-6 缝合。

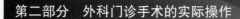

7. 正中多生牙拔除术

山下雅子

　　正中多生牙多是在怀疑恒牙迟萌而拍摄全景片时偶然发现，上颌前牙区为好发部位。多生牙可以造成牙列不齐，而且发生囊肿后会成为感染源，所以应该将其拔除。它们多数是在上颌前牙的萌出时期（4～5岁）被发现的，最好的拔除时机可以选择在中切牙牙根接近形成的6～7岁。由于多数是在腭侧埋伏，这里就上颌前牙腭侧的多生牙拔除术做以介绍。

诊断

　　多生牙拔除术的术前诊断中，重要的是要在全景片上确认恒牙的数目，确认有多生牙后，不仅要确认多生牙的位置，还要在CT中评估多生牙的方向（牙冠是向下还是向上），及其与恒牙和切牙管的位置关系。如果在恒牙牙根完全形成之前拔除，牙髓活力丧失的风险很高，而且会妨碍上颌的成长，因此要尽量避免。

必要的工具

- 牙科诊疗基本套装
- 表面麻醉剂、浸润麻醉用的工具及麻药
- 手术刀片（#15圆刀）
- 缝线（4-0丝线，尼龙线）、缝针（直针）、持针器（丹下式）、纱布
- 镊子（有齿，无齿）

- 骨膜剥离子、黏膜剥离子
- 牙挺
- 拔牙钳（乳牙用及残根用）
- 骨凿、锤子
- 直手机
- 涡轮反角手机
- 球钻、裂钻
- 电刀

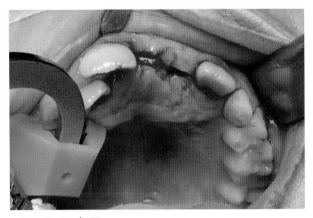

图2-7-1　切开。
沿腭侧牙颈部进行切开。

解剖

在术前要通过CT充分掌握多生牙与恒牙牙根及切牙管和鼻腔等临近组织的位置关系。一般来说，会采用腭侧牙颈部牙龈切开的入路方式，但也可能存在更方便的唇侧入路途径，术前要充分讨论。

术式

1）切口的设计

通常会将切口设计在腭侧的牙颈部（**图2-7-1**）。在左右的乳尖牙（或相当于尖牙的位置）之间做切口，这样可以充分保证视野。多生牙左右偏斜时，需要延长切口。

2）局部麻醉

在手术部位周围的黏膜上涂布表面麻醉剂，静置几分钟，在骨膜下进行充分的浸润麻醉。

3）切开、取出

使用#15手术刀将腭侧牙颈部牙龈切开，用骨膜剥离子翻黏骨膜瓣（**图2-7-2**）。正中的切牙孔有鼻腭神经束穿出，但可以将其延展，所以不用切除也是可以拔除的。但如果多生牙埋伏位置过深，鼻腭神经束妨碍到拔除了，可以用电刀将其切断。

在术前的影像评估中定位好埋伏牙上的骨面，或者是骨的膨隆部用，术中骨凿将其去除。很多时候这部分骨已经很菲薄，所以可以用探针从骨面探到多生牙。将

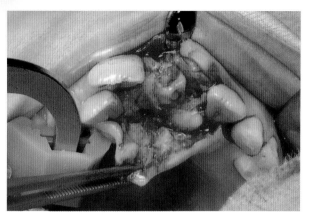

图2-7-2　骨膜剥离。
切开后，从牙颈部将骨膜剥离子插入骨膜下进行剥离。
用骨凿在牙冠周围去骨，看到正中有两颗多生牙。

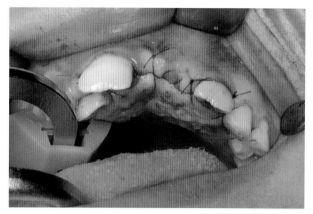

图2-7-3　缝合。
用直针从唇侧向腭侧进针，在牙齿邻面下穿到腭侧，
缝合。

多生牙牙冠外形高点线周围的骨去除就可以拔出。如果用骨凿去骨或拔牙困难，可以用车针去骨，或者分割牙冠。

牙囊有残留则需要搔刮。由于有时候牙囊和恒牙牙根很接近，所以不要做过度搔刮。

4）缝合

清洗术区，将黏骨膜瓣向牙颈部复位，以4-0丝线或尼龙线缝合（图2-7-3）。由于腭侧容易形成血肿并伴发术后感染，要佩戴腭护板压迫。

此类多生牙临床常见，患者年龄也基本相似。根据术前影像掌握多生牙的位置，就可以更加顺利地完成处置。

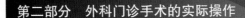

8. 活组织检查和细胞学诊断

神部芳则，槻木惠一

活组织检查（以下简称活检）是为了做病理诊断用外科方法切除并获取一部分病变组织的方法。根据其获取方式不同，分为以下几类：

①使用外科手术刀或电刀等切除——手术活检（Surgical Biopsy）

②用活检钳子夹取——夹取活检（Punch Biopsy）

③用穿刺针采样——穿刺活检（Needle Biopsy）

④用穿刺针抽吸采样——针吸活检（Aspiration Biopsy）

口腔医学领域的病灶基本都是在可以直视的部位，一般都可以做手术活检。另外，近年来口腔癌检查等相关的脱落细胞诊断也受到了更多关注。

活检

1）针对的疾病

糜烂、溃疡、肿瘤、白斑、红斑、色素沉着等黏膜疾病，囊肿或肿物性疾病等多种疾病均可做活检。活检最重要的功能是鉴别恶性肿瘤。但如果高度怀疑是恶性肿瘤，应立即转诊前往可以进行治疗的机构进行活检。

活检也可以分为病灶完全摘除活检（Excisional Biopsy）和病灶部分切除活检（Incisional Biopsy）两种。病灶完全摘除活检适用于病灶较小，可以完全摘除的情况，一次处置就可以将治疗和诊断同时完成。患者负担少，还可以对病变整体做病

必要的工具

- 牙科诊疗基本套装
- 活检用的染色液（甲苯胺蓝、碘染色液）
- 标记切口的龙胆紫液
- 口内照相用相机
- 表面麻醉剂、浸润麻醉用的工具及麻药
- 手术刀片（#11尖刀以及#15圆刀）

- 镊子（有齿、无齿）
- 缝线、缝针、持针器、纱布
- 装有固定液（10%福尔马林）的保存容器
- 其他物品，根据需要准备电刀、SURGICEL、牙周塞治剂等
- 病理检查申请表

理确认。但这是在还没有病理诊断时就进行的手术，所以是否要全部切除要根据临床诊断来判断。

病灶部分切除活检只在完全摘除病灶困难的情况下进行。切除时为了能准确包含病变部位要选择适当的切除部位。

2）必要的解剖学事项

和外科手术一样，要考虑黏膜的血管走行方向来设计黏膜切口，但由于一般切除范围较小，应优先保证准确切除病变。虽然也要考虑血管和神经的走行，但活检中损伤大血管和神经的情况很少。在口底部要注意唾液腺导管的走行。

3）术式

根据充分的视诊和触诊，选择最能表现临床诊断疾病特征的部位。

①糜烂、溃疡性病变用甲苯胺蓝染色，角化性病变用碘液染色。染色后显示出的阳性部位和没有被染色的部位可以明确区分。参考染色状态决定切除部位。尽量包括病变边界周围的一部分正常组织。病变形状在不同部位有不一样的时候，可以选择几个部位取样；

②用龙胆紫等色素明确标记切口。切除部位用照片记录；

③在进针区域涂布表面麻醉剂，糜烂或溃疡表面不能涂布；

④在预计切开的部位周围进行局部浸润麻醉，不要在预计切除的部位直接注射；

⑤沿着设计好的切口用#11或#15手术刀切开。对于糜烂或溃疡性病变，注意不要剥离其周围的上皮组织（从有上皮的一侧切开）。对于肿瘤性病变等，切除的深度比宽度更为重要，因此要切到足够深处。用镊子等器械的时候，要非常注意不要挤压损坏组织块；

⑥采集的组织块应立刻放入固定液中。此时，如果组织很薄，位置关系不明显，可以用蜡纸等比较厚的纸衬着放入固定液；

⑦缝合，纱布压迫确认止血。在牙龈或硬腭等切除边缘对齐缝合困难的情况下，用电刀止血或用SURGICEL®棉等止血剂放入后缝合。切除范围大或患者在使用抗血栓治疗的情况下，应使用止血压板或牙周塞治剂；

⑧在病理检查申请表上填写必要事项：

项目：患者姓名、年龄、性别；

　　　临床诊断、切除部位；

　　　既往史、现病史、X线片、血液检查的结果；

　　　现有症状、切除部位所见等。

4）病例

具体活检病例如图2-8-1～图2-8-4所示。

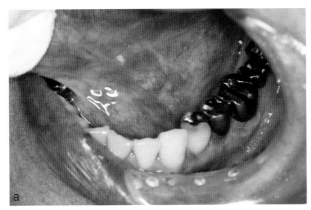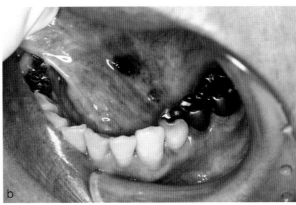

图2-8-1 扁平上皮癌。

a：左侧舌下面发生的溃疡性病变（扁平上皮癌）。b：甲苯胺蓝染色后，溃疡部明显被染色。

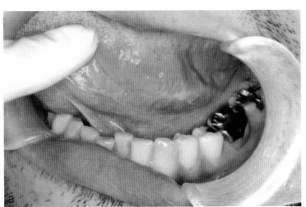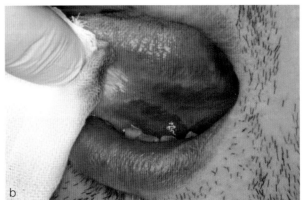

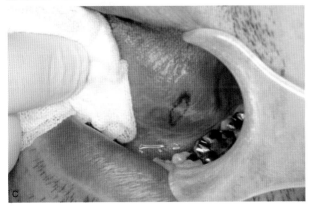

图2-8-2 扁平苔藓。

a：舌左侧缘网状白斑（扁平苔藓）。b：碘液蓝染色后。可以观察到角化性病变没有被染色。c：设计切口时横穿白斑。

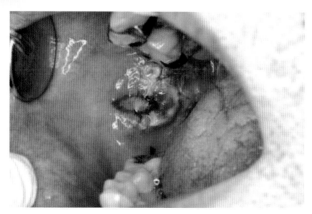

图2-8-3　设计切口时包括进正常黏膜和糜烂区域（寻常型天疱疮）。

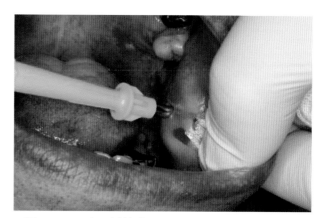

图2-8-4　夹取活检（Punch Biopsy，寻常型天疱疮）。

细胞学诊断

1）临床意义

在口腔癌的检查中，推荐采用可以鉴别病变是肿瘤或非肿瘤的细胞学诊断（图2-8-5，图2-8-6）。另外，即使实际上检出非肿瘤病变的情况较多，这也可以对确诊口腔中各种黏膜疾病做出贡献。

2）特征

细胞学诊断的优点是检查方法比较简易，用脱落细胞诊断，可以无创地采集病变细胞。另外，在口腔可直视部位进行检查，容易取到病变，也是提高正确诊断率的有利条件。

不过，理解细胞学诊断的适应证和局限性也很重要。进行细胞学诊断并不是什么都能弄明白。第一步是要选择可能用细胞学诊断搞清楚的病变类型。比如，脱落细胞诊断比较适合诊断黏膜表面的病变，而不适合黏膜下的病变，所以要对病变的位置进行准确的临床诊断。另外，角化强的病变容易出现假阴性。也就是说，角化层厚时只采集到角化层，因此角化层下存在的异型细胞无法检测。换句话说，这种情况就是出现阴性结果也不能说没有病变，这也是细胞学诊断的局限性。

必要的工具

- 牙刷、牙间隙刷、棉棒
- 载玻片
- 固定液（推荐使用95%乙醇的喷雾

式固定剂，图2-8-7）
- 固定用瓶子（乙醇固定时）
- 病理检查申请表

3）操作手法

为进行细胞学诊断而做的细胞采样方法有很多种，而脱落细胞法是可以在牙科

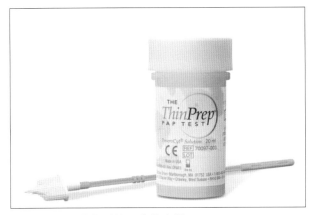

图2-8-5 液状活检细胞学诊断ThinPrep。

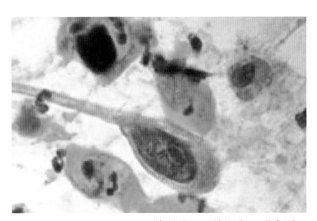

图2-8-6 Papanicolaou染色（巴氏染色），观察到有异型细胞。

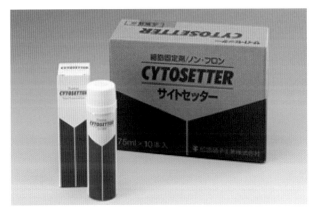

图2-8-7 喷雾式固定剂。多家公司出售，适合标本的运送。

医院里进行的无创简便的方法。

①选择硬质的牙刷或牙间隙刷，在病变表面湿润的状态下用力刮擦取样，迅速涂抹到载玻片上（细胞采样时用力刮擦可以尽可能取到更多细胞）；

②立刻用95%乙醇固定液浸泡30分钟（细胞采样后，算上涂抹的时间要在十几秒之内完成）；

③将载玻片从固定液中取出，用喷雾固定剂喷一下。如果没有这种固定剂，也可以省略此步骤；

④在病理检查申请表上填写必要信息。

这就是将一系列操作都简便化的液基细胞学检测。细胞采样后，用指定的瓶子单独收纳采样工具。用这种成品套装采样，虽然一次操作会花费更高成本，但由于不需要准备固定液和玻璃片，会省去很多麻烦。

本节对口腔病变的活检和细胞学诊断的基本事项，特别是操作技术做了详细记载。为了获得正确的病理诊断，安全可靠的技术是必不可少的。另外，标本不合适或病理诊断结果与预想不同时，要与病理医生进行充分的讨论。

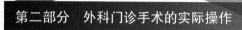

9. 根尖切除术

松本浩一

　　根尖切除术（Apicoectomy，Root Resection）是对仅用口内疗法难以治愈的病例进行的一种以外科方式搔刮根尖区病灶及切除根尖部的处置方法，是在门诊中较多使用的外科处置之一。

　　这种手术方法出现于19世纪80年代，成功率相对较高。但是，成功率的提升也是需要熟练的手术操作作为保障的，另外，准确的术前诊断和正确的术式也十分重要。要准确判断病灶的大小和位置，不仅需要普通的X线片，还需要CT影像才能做出适合的切口设计，做好万全的术前准备。

　　最近，由于根管显微镜等新型器械和新型根管倒充材料的使用，疑难病例也可以获得较高的成功率。本节将在展示实际病例的同时，介绍实现成功根尖切除术的要点。

诊断

　　手术的适用部位一般在上下前牙区，但后牙区也可以做。上下前牙单根，手术时可以保证足够的视野，比较容易操作。但是，如果遇到骨缺损很大，鼻底骨或腭侧骨、舌侧骨已经菲薄的病例，就需要引起注意。另外，解剖学方面上颌后牙区与上颌窦接近，下颌后牙区根尖与下颌管接近，在这些部位进行根尖手术，需要注意的地方也很多。还有磨牙的牙根形态复杂，根管多，因此必须用CT来做出更详细的诊断。

　　另外，满足周围牙龈及骨的状态良好，没有牙龈炎、骨吸收不明显、牙齿无松动、牙根在术后会留存2/3以上等条件，对提高手术成功率也十分重要。实际临床中，也有在不具备这些条件的情况下进行手术的，但这时需要在术前对于预后做出充分说明。

必要的工具

【必须准备的东西】
- 牙科诊疗基本套装
- 表面麻醉剂、浸润麻醉用的工具及麻药
- 手术刀片（#15圆刀）
- 缝线（4-0～6-0尼龙线）、缝针、持针器、纱布
- 镊子（有齿、无齿）
- 骨膜剥离子、黏膜剥离子、挖匙
- 球钻、裂钻
- 骨凿、锤子
- 小挖匙

【尽量准备的东西】
- 标记切口的龙胆紫液
- 照相机
- 电刀、止血剂
- 手动刮治器
- 根管显微镜
- 超声工作尖
- 标本瓶

解剖

应该注意的解剖学问题有：上颌前牙区的鼻腔、切牙管、上颌后牙区的上颌窦，下颌后牙区的下颌管。另外，颏孔的位置也很重要，做切口设计的时候必须注意。还有当囊肿很大，下颌舌侧骨明显菲薄时，要注意下颌骨舌侧的舌神经、舌下动脉、颏下动脉等的走行。

术式

1）切口的设计

一种是通常使用的Partsch弧形切口（图2-9-1a），在设计这种切口时，需要留意的要点有：①可以充分确认病灶；②切口在骨面上；③距离牙龈边缘5mm以上。

另一种是Wassmund龈沟内切口（图2-9-1b），由于可以确认全部牙根，适用于两个牙位以上的较大囊肿，但需要注意的是这种切口容易造成牙龈退缩。

其他还有Luebke—Ochsenbein切口，Papilla Base Incision（龈沟内切口的变形），Pichler 反弧形切口等。另外，有瘘管时，切口需要避开瘘口，并同期进行瘘管修补术（图2-9-2）。

2）局部麻醉（图2-9-3）

在手术部位周围的黏膜上涂布表面麻醉剂，几分钟后在唇侧及腭侧的骨膜下进行充分的浸润麻醉。麻醉时，可以用麻醉针的尖端确认病灶的范围以及是否有骨缺损。

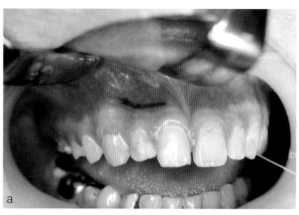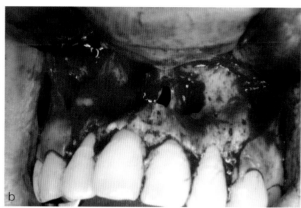

图2-9-1 切口的设计。

a：弧形切口需要距离牙龈边缘5mm以上。b：需要处置多颗牙的时候，做龈沟内切口最有效。

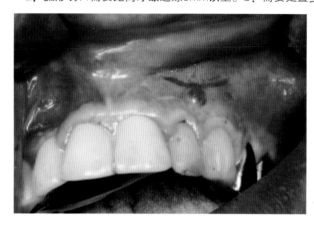

图2-9-2 设计切口时应避开瘘管口。

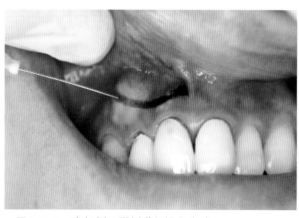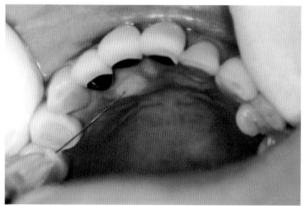

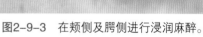

图2-9-3 在颊侧及腭侧进行浸润麻醉。

3）切开、剥离、翻瓣（图2-9-4）

#15手术刀切开黏骨膜后，用骨膜剥离子将骨膜剥离，形成全厚黏骨膜瓣。此时在骨面上不应有骨膜残留，形成干净的创面可以减少出血，改善术后愈合。根尖病灶附近，很多时候病灶和骨膜黏连，剥离困难，此时应逐步确认边界后用剪刀或手术刀锐性分离。

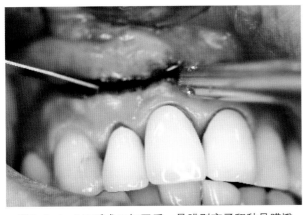
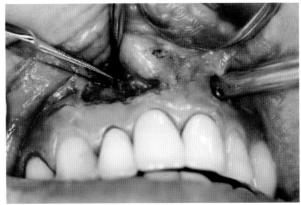

图2-9-4　#15手术刀切开后，骨膜剥离子翻黏骨膜瓣。

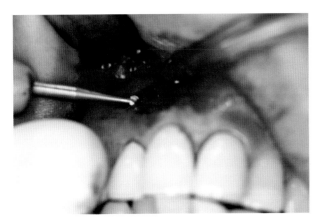

图2-9-5　去骨后显露病灶。

4）确认、显露病灶、去骨（图2-9-5）

可以用探针确认病灶，为了确认病灶的整体情况，可以用骨凿或球钻将病灶颊侧骨壁去除。去骨的范围要以能切除根尖并彻底清除病灶为准。

5）囊肿摘除、搔刮和根尖部的显露（图2-9-6）

用黏膜剥离子、挖匙等将根尖病灶从骨面上剥离取出。这时，如果病灶黏连剥离困难，可以用剪刀或手术刀锐性分离，但要避免穿孔。出血多时用肾上腺素纱布压迫，或使用电刀进行凝血处置，要在清晰的视野下进行处置。

6）根尖部分的切除和处理（图2-9-7，图2-9-8）

根尖部分的切除，要用球钻、裂钻、骨凿等去除3mm以上的根尖。这是为了清除感染的牙体组织和侧枝根管。另外，通常认为将牙根的截断面处理到与骨缺损面平齐效果更好。

但是，为了牙根能保留2/3以上的长度，不能每次都将牙根的截断面处理到与骨缺损面平齐，牙根的一部分会高出骨缺损面，这时要注意仔细彻底搔刮，防止牙根

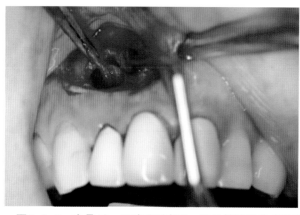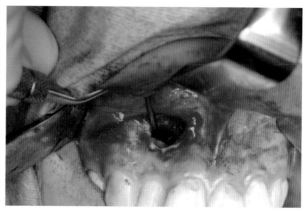

图2-9-6 去骨后，用黏膜剥离子、挖匙等将根尖病灶取出。

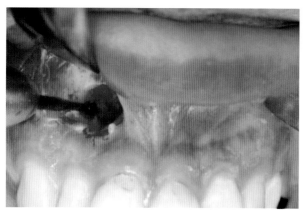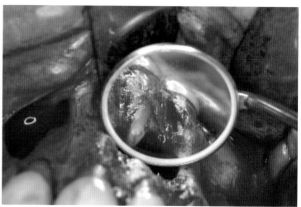

图2-9-7 用球钻将牙根切除后，用口镜确认。

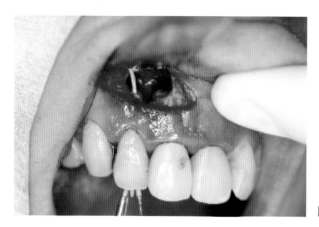

图2-9-8 术中做根管充填。

的舌侧留下任何病灶。以前会建议将根的截断面做成斜面，但现在由于使用了根管显微镜，多数可以水平截断，再用最新的根管倒充材料紧密充填。

无论采用何种方式重要的是要将感染源完全去除，笔者所在科室的原则是术前进行根管再治疗，术中进行根管充填。然后用口镜观察截断面，确认有无管间吻合、根管侧枝、折裂等。不得已要做根管倒充时，用球钻（在显微镜下可以用超声

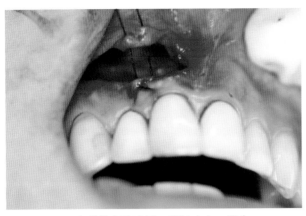
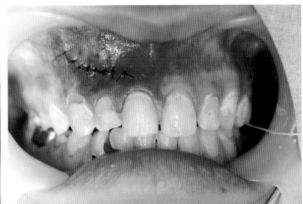

图2-9-9 生理盐水洗净后，确认止血，缝合。

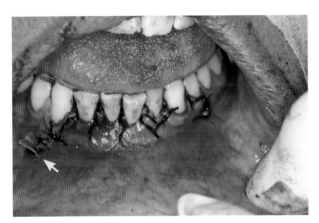

图2-9-10 放置引流条。

工作尖）等形成窝洞后，进行根管倒充。

倒充材料以前使用Sponge gold，但最近多数使用强化氧化锌丁香油水门汀、玻璃离子水门汀、粘接树脂等。最近有报道称以硅酸钙为主要成分的MTA水门汀也很有效。

7）冲洗、缝合、压迫止血（图2-9-9）

根尖切除处置后，要再次确认是否有残余病灶，并对术区进行冲洗。确认止血后进行缝合。如果止血不充分，会出现瘀斑和肿胀，应使用止血剂进行充分止血。缝合时在关键部位加水平褥式缝合，紧密关闭创口。

如果是骨缺损很大，预计术后会肿胀的病例，可以在缝合创口的末端放入Penrose引流管（烟卷引流管）（图2-9-10）。术后，为预防肿胀将纱布以弹性胶布固定在创口处压迫15分钟。

特别在前牙区，还有必要考虑美观问题。根据牧村等的报道，以Luebke—Ochsenbein切口加6-0尼龙线缝合，可以预防瘢痕的形成。

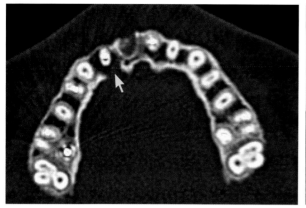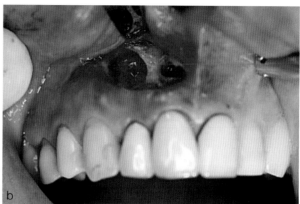

图2-9-11 病例1。

a：CT所见。b：术中所见。

8）术后的并发症和注意事项

术后并发症常见的有咬合疼痛、不适感、松动增加、肿胀等，其中如果有发生松动的情况，需要尽早将牙齿固定并观察1个月以上。另外，发生术后感染时，应早期给予药物治疗及局部冲洗。

术后当天、1个月后、3个月后及6个月后要拍摄X线片，并连同临床所见一并记录。

病例

病例1 35岁，女性。 2 1 根尖周囊肿（图2-9-11）

临床影像诊断： 牙齿无松动，囊肿大小为8mm×8mm，4mm×4mm。 2 腭侧见明显骨吸收。

手术所见： 腭侧骨吸收，腭侧黏膜与囊肿囊壁黏连，用剪刀剪断，剥离囊肿，过程中注意避免穿孔。

组织病理学所见： 根尖囊肿。

病例2 44岁，女性。 6 根尖周囊肿（图2-9-12）

临床影像诊断： 6 根尖部有包含着异物的3mm×3mm大小透射影像。与下颌管之间有一层骨质相隔。

手术所见： 颊侧骨较厚，用球钻去骨。边确认下颌管位置，边进行手术。

组织病理学所见： 伴有异物肉芽肿的根尖周囊肿。

病例3 47岁，女性。 5 4 根尖周囊肿（图2-9-13）

临床影像诊断： 与上颌窦接近的 5 4 根尖区有5mm×8mm大小透射影像。

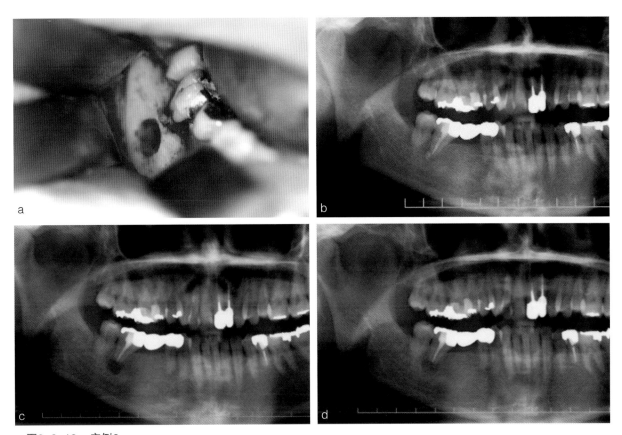

图2-9-12 病例2。
a：术中所见。b：初诊全景片所见。c：术后当天全景片所见。d：6个月后全景片所见。

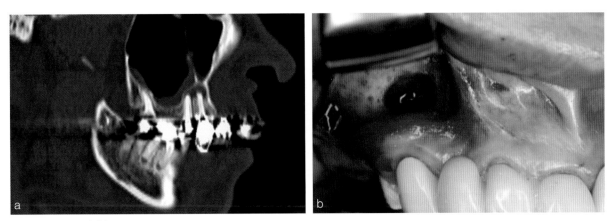

图2-9-13 病例3。
a：CT所见。b：术中所见。

手术所见：去骨时注意不让上颌窦穿孔，先切除根尖部分，确保视野后取出囊肿。

组织病理学所见：根尖周囊肿（有炎性肉芽组织变化）。

对于用口内方法无法改善的根尖病灶或囊腔里存在牙根的病例，这些看起来应该拔牙的情况，也可能用根尖切除术来保留牙齿，最终可以提高患者的QOL（生活质量）。虽然即使不使用显微镜仅用传统方法来做，这也是一种成功率较高的手术，但还是需要对每个病例都加以详细讨论，因此至少也要拍摄CBCT进行精密的术前检查（**图2-9-14**）。

在注意上述事项的基础上，如果能彻底去除根尖病灶和感染的根尖，就能获得良好的效果。但为了成功治疗复发病例或疑难病例，有必要考虑使用最新器械以及密封性和生物相容性都更高的根管充填材料。笔者所在科室最近引进了根管显微镜，对疑难病例的手术非常有效（**图2-9-15**）。

根据Setzer等2010年的报道，根尖切除术用以前的方法成功率为59%，而使用显微镜手术的成功率则高达94%（两者有统计学差异）。可以认为这是由于严格去除了根管内的感染源，将根管密封，才提高了成功率。未来，在利用新的器材和工具并实施更为精细手术的基础上，可以期待更加长期的预后效果。

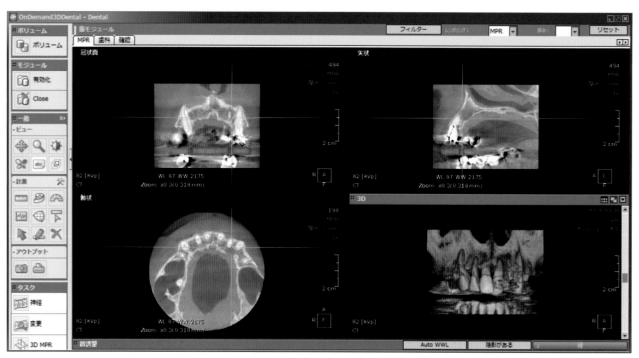

图2-9-14　CBCT所见。

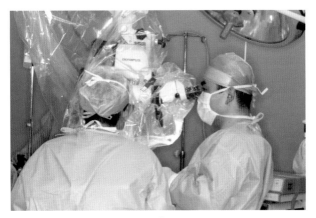

图2-9-15　在显微镜下手术。

参考文献

［1］Setzer FC, et al. Outcome of endodontic surgery：a meta-analysis of the literature—part 1：Comparison of traditional root-end surgery and endodontic microsurgery. J Endod. 2010；36（11）：1757-1765.

［2］木ノ本喜史. 歯根端切除術Up-to-date　マイクロエンドサージェリーの理論と臨床. 日口外誌. 2015；61（8）：394-401.

［3］小川　将, 横尾　聡. 広範囲（3歯以上）に進展した歯根嚢胞に対する顕微鏡下歯根端切除の応用. 日口外誌. 2015；61（8）：402-411.

［4］牧村英樹ほか. 根尖周囲外科手術の切開線と瘢痕形成. 再生歯誌. 2009；7（1）：18-24.

［5］大谷隆俊ほか編. 図説　口腔外科手術学. 医歯薬出版, 1988.

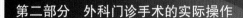

10. 脓肿切开

早坂纯一

　　口腔感染症，特别是牙源性感染的早期，如果不进行适当的消炎疗法，会发展为蜂窝组织炎、颌骨骨髓炎等重症难治性疾病。脓肿切开是最重要的消炎治疗。

　　脓肿可以发生在各种位置，比如有黏膜下脓肿、牙龈脓肿、骨膜下脓肿（参考下文图2-10-4a，图2-10-5a）、口底脓肿、皮下脓肿等。

诊断

1）触诊

　　在浅表位置的脓肿，可以触及"波动"。不过，使用冷敷法时，硬结可能无法触及强烈波动。

2）病因牙的诊断

　　使用根尖片、全景片、咬合片等影像学手段。

3）脓肿的诊断

　　使用CT、MRI。

必要的工具

- 表面麻醉剂
- 浸润麻醉用的工具及麻药
- 手术刀片（#11）、蚊式钳
- 镊子、探针、持针器、缝针、缝线
- 注射针、注射器（脓肿穿刺用）

- 生理盐水、注射器、冲洗针（脓肿引流后的清洗用）
- 引流条（图2-10-1）
- 厌氧菌培养管、拭子（病原菌的鉴定）

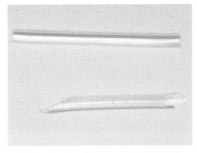

图2-10-1　Penrose引流管AR
（富士Systems株式会社）。
引流条为管状，并加入了在X线
上显影的绿线。

表2-10-1　脓肿切开中的主要注意点

常见脓肿	应该注意的解剖结构	切开时的注意点
牙龈、骨膜下脓肿	颏孔	基本平行于牙列切开，注意颏孔的位置
口底脓肿	舌神经、舌动脉、舌下动脉、舌下腺、下颌下腺导管	进行黏膜切开，其后钝性分离到脓肿腔使其开放。将手术刀切到深处，会有损伤血管和神经的危险
上腭脓肿	腭大神经血管束	平行于神经血管走行切开

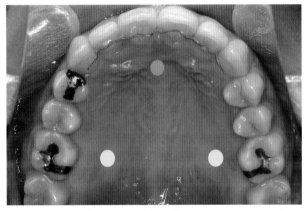

图2-10-2　在上腭，要注意腭大孔（黄色圆点）和
切牙孔（蓝色圆点）的位置。

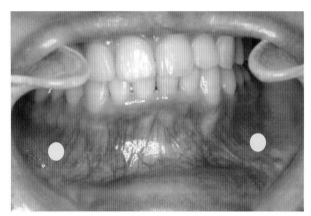

图2-10-3　注意颏孔（黄孔）的位置。

解剖

脓肿切开时需要注意神经和血管的走行。

常见脓肿切开时的注意点见表2-10-1、图2-10-2、图2-10-3。

术式

①口腔清洁后消毒（聚烯吡酮碘、双氧水等）；

②表面麻醉；

③浸润麻醉：进行周围麻醉。有炎症的部位，由于存在麻醉难以奏效的化学环境，表面麻醉后（参照下文图2-10-5b）要进行周围麻醉（参照下文图2-10-5c）。绝对不要在脓肿腔内注入麻醉药；

④用手术刀切开；

⑤用蚊式钳将脓肿腔开放；

⑥脓液采样（若有可能，在切开前穿刺抽吸采样）；

⑦用生理盐水洗净脓腔；

⑧留置引流；

⑨确认止血；

⑩申请细菌培养；

⑪给药（抗生素，止痛药）：应该在处置前就给予抗生素。

1）急性期病因牙的拔牙

急性期拔牙会使感染扩大，原则上这时是禁忌拔牙的。同样的，急性期为了从根管口排脓而对根管施加机械性刺激，会使根管内的感染物质向病灶内扩散，所以急性期要避免此类处置。

抑制感染和缓解炎症并发的临床症状才是急性期最应优先解决的重要事项。

2）切开的时机和注意点

脓肿形成并能触摸到波动感时是最方便切开排脓的时机，但由于炎症导致内压增大，造成剧烈疼痛的情况也屡见不鲜。这时，应该迅速以减压为目的进行切开。多数会有血样排脓（参照下文图2-10-4b），但引流后很多病例的临床症状会得到缓解。

骨膜下脓肿时，为了充分引流，要切到骨膜下，开放脓肿腔（参照下文图2-10-4b、c，图2-10-5a～f）。

3）病原菌的鉴定

如果进行适当治疗，多数时候在细菌培养结果出来之前就已经能控制住感染了，但脓肿申请细菌培养，确认病原菌仍是基本操作。

4）抗生素是口服还是点滴？

抗生素对组织的渗透性在口服和点滴（经静脉给药）中大有不同，点滴（经静脉给药）的组织渗透率更高。需要根据炎症的程度，判断合适的给药方式和给药周期。

5）切开后引流装置的留置和拔除时间

切开后到排脓消失为止要留置引流装置。为了能看到是否有残留，多使用带有放射线阻射性的材料（图2-10-1Penrose引流管AR）。

排脓消失后应立即拔除引流装置。

6）切开后的随访观察

需要对患者说明牙源性感染严重化的后果以及切开后的临床变化。切开后，第

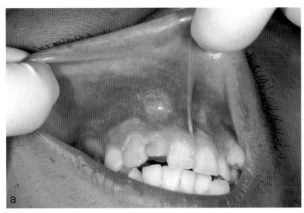
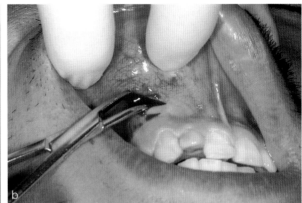
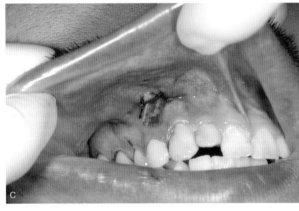

图2-10-4　病例1：<u>2</u>| 根尖周囊肿的二次感染（以减压为目的的切开）。
a：<u>2</u>| 根尖部有局限性的压痛和肿胀。b：切到骨膜下减压。c：留置引流管。

二天必须复诊，确认临床症状的变化以及有无并发症等。

病例

　　牙源性感染中，局部循环障碍造成的结果就是局部压力升高进而出现明显疼痛。多数患者会在这个时期就诊，这时还没到形成脓肿的状态。也就是说，重要的关键点在于如何解决脓肿形成前患者的疼痛。如病例1（图2-10-4）所示，减压是第一要务。

　　比如，急性化脓性根尖周炎是平时经常会遇到的疾病，可以分为牙周膜期、骨内期、骨膜下期、黏膜下期等发展阶段。进入黏膜下期症状就会缓解，也能感觉到波动，所以像病例2（图2-10-5）那样进行处置，炎症就会消退。但问题是在骨内期和骨膜下期应如何治疗。

　　有说法认为骨内期应该开放根管，但剧烈疼痛的时候将根管开放，对于某些患者是非常痛苦的，比如磨牙根管狭窄的，或有桩核在根管内的，这些情况下开放根管对患者和术者都非常辛苦，而且多数可能没有效果。如此一来，在无法从根管中减压的情况下，边给予抗生素，边等待炎症发展到骨膜下就立刻切开引流，就应该是更合适的选择。必须让患者连日复诊以把握患者的状态。

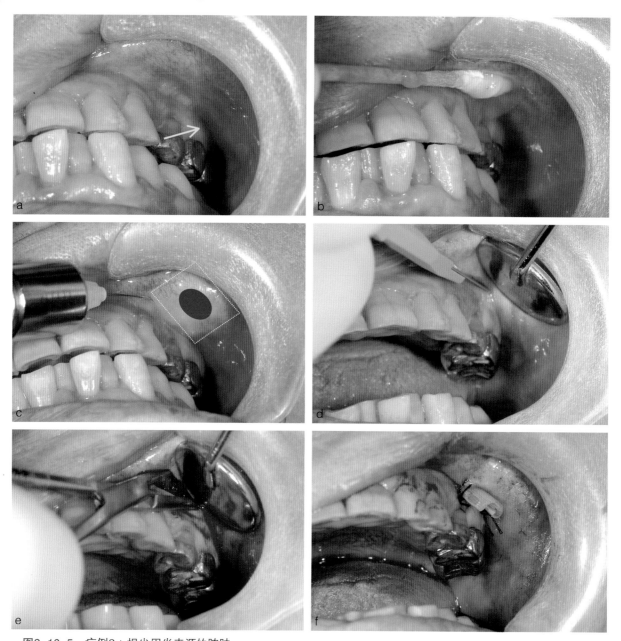

图2-10-5　病例2：根尖周炎来源的脓肿。
a：脓肿形成区域（箭头）：局限性囊肿形成。b：表面麻醉。c：周围麻醉。围绕脓肿腔（粉色）在黄色虚线处进行局部麻醉。绝对不能在脓肿腔内注射麻药。d：脓肿切开。用#11手术刀切到骨膜下。e：开放脓肿腔。f：留置引流管，确保排脓通道。

　　还有，最重要的是要跟患者说清楚临床过程，使其对病症和治疗有充分理解。而且，要与邻近有口腔外科专科医生出诊的机构合作，关键是能迅速地做出最合适的治疗。

　　进行了适当的消炎处置，炎症在几天内就会从高峰下降，可以正常生活。各位在自己的诊所应该做好患者分诊，并与医院的口腔外科合作，这样可以提供更好的牙科诊疗。

11. 骨隆突

神部芳则

骨隆突是非肿瘤性的骨增生。典型病例出现在上腭正中或下颌左右前磨牙的舌侧。其真正原因尚不清楚，推测可能是由牙齿介导的咬合力传递到颌骨上，造成了骨的增生，但也有人认为遗传才是主要原因。

另外，患者中有很多因为担心是癌症而来就诊的，或者是临床其他科室转诊来的。因此，需要对患者详细说明病症，消除他们的不安。

诊断

上腭的骨隆突是硬腭正中区域的骨隆起。其境界明显，有纺锤状、结节状、分叶状等，形态各种各样，但触诊都是骨样硬度，表面覆盖的黏膜正常或变薄。食物等外力可能会在黏膜表面造成糜烂或溃疡。下颌骨隆突多在下颌骨后牙区的舌侧左右对称出现，半球状境界明显，从临床症状来看容易诊断。

普通的全景片很难正确评估骨的状态，应该使用CT影像。CT影像中可以看到在上腭或下颌骨有连续而致密的骨增生。较大的骨隆突可以有蒂，内部则显示出松质骨的结构。

基本上不需要治疗。但如果影响到义齿的制作，或在进食时造成糜烂或溃疡，又或隆起高度造成了语言障碍，就需要治疗。

必要的工具	
· 标记切开线的龙胆紫液	· 骨膜剥离子
· 照相机	· 球钻、裂钻
· 表面麻醉剂、浸润麻醉用的工具及麻药	· 骨凿、锤子
	· 骨锉
· 手术刀片（#15圆刀）	· 缝线、缝针、持针器、纱布
· 镊子（有齿、无齿）	· 止血护板（需要时）

解剖

上腭隆突和下颌隆突都是对骨面的处置，所以没有什么特别重要的解剖构造，但在设计切口时，在上腭要注意切牙孔及腭大孔的位置，以及由各孔中穿出于黏膜中的血管和神经的分布；在下颌，切开和骨膜剥离的时候要注意避免损伤到口底区。下颌骨的舌侧有舌神经、舌下动脉、颏下动脉走行。

术式

1）上腭隆突（图2-11-1a）

（1）切口设计

为避开前方的切牙管，设计成"Y"形或"T"形（图2-11-1b）。切口在骨隆突的正上方，沿着正中向后延伸，根据骨隆突的大小不同，后方也可以做"Y"形或"T"形切口。较小的骨隆突，不需要横向切口或仅需几毫米的横向切口即可。

（2）麻醉

表面麻醉后，进行浸润麻醉。这时，针尖完全插入到骨膜下以后，要缓慢加压注入麻药。骨隆突表面覆盖的上皮非常薄，所以要特别注意。

（3）切开，剥离

切开时用圆刀切到骨膜（图2-11-1c）。骨隆突的上皮薄容易打滑，所以要用手指形成稳定支点后再切开。用骨膜剥离子剥离骨膜，翻黏骨膜瓣。骨隆突部分的骨膜很容易剥离，但有穿破上皮的危险，因此要小心进行剥离。

（4）消除骨隆突

用球钻或裂钻，在骨隆突表面形成棋盘状的沟槽（图2-11-1d）。骨隆突较小的时候，可以直接用车针将骨磨平。此时注意防止翻开的软组织瓣被车针卷入，要用剥离子或镊子加以保护。

用骨凿去骨时，要注意骨凿刃口的朝向和角度。如果角度错误，会将骨去到比正常骨平面的更深的地方。骨锉或大直径的球钻可以将表面磨平，以生理盐水冲洗。一般不太会出血，但如果发现有从骨面的出血，要用电刀或压迫止血。

（5）缝合

将剥离的黏骨膜对合，切除多余部分。此时，如果严格对齐切除，缝合时容易破裂，给操作造成不便，稍微留出一些余量更好。由于黏骨膜瓣很薄容易破，缝合时只轻轻对合，不要施加强力（图2-11-1e）。必要时佩戴止血护板。

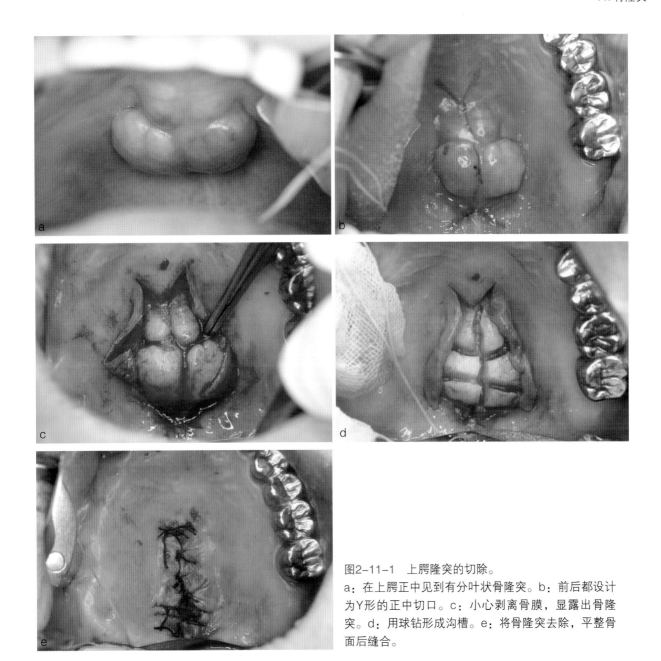

图2-11-1　上腭隆突的切除。

a：在上腭正中见到有分叶状骨隆突。b：前后都设计为Y形的正中切口。c：小心剥离骨膜，显露出骨隆突。d：用球钻形成沟槽。e：将骨隆突去除，平整骨面后缝合。

2）下颌隆突（图2-11-2a）

基本术式和上腭隆突相同。

（1）切口设计

下颌隆突基本都在下颌前磨牙的舌侧。该区如果还有牙齿，就从舌侧的牙颈部做切口（图2-11-2b），如果没有牙了，就从牙槽嵴顶略偏舌侧做切口。垂直切口可以根据骨隆突的大小，要么不做，要么只在近中做，或者在隆突很大的情况下，在近远中两侧都做。

（2）麻醉

做骨膜下的浸润麻醉。挡开舌头，缓慢将麻药注射到骨膜下。如果一口气推入麻药，可能会有麻药流入口底区的危险。

（3）切开、剥离

切到骨膜（图2-11-2c）。这里与上腭隆突一样，黏骨膜薄，在剥离翻瓣时注意不要损伤黏骨膜。

（4）去骨

如果骨隆突较小，可以用车针直接磨平（图2-11-2d）。如果骨隆突较大，在舌侧用车针做出平行的沟槽，用骨凿将其剥离去除。使用骨凿时注意角度。

操作中，要充分保护好黏骨膜瓣，不要损伤。用骨锉或车针去骨磨平，确认没有残留骨片，冲洗。

（5）缝合

在牙间龈乳头处缝合牙龈，做垂直切口时也要做相应的缝合，压迫，确认止血（图2-11-2e）。

上腭隆突和下颌隆突是比较常见的病变，诊断相对容易。但实际需要转诊到口腔外科治疗的病例并不很多。

处置前，要充分论证治疗的必要性，在处置时，需要注意覆盖骨隆突的黏骨膜菲薄容易破裂，另外要注意在去除下颌隆突时切勿损伤舌及口底区域。

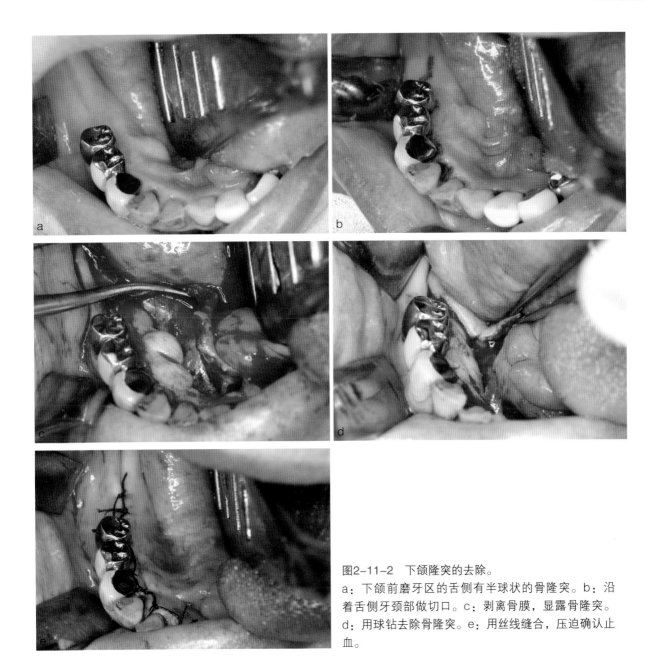

图2-11-2　下颌隆突的去除。
a：下颌前磨牙区的舌侧有半球状的骨隆突。b：沿
着舌侧牙颈部做切口。c：剥离骨膜，显露骨隆突。
d：用球钻去除骨隆突。e：用丝线缝合，压迫确认止
血。

12. 牙槽骨修整

大谷津幸生

拔牙后1~3个月，牙槽骨会逐渐吸收，绝大部分病例中牙槽骨外形都能平顺移行，不会留下尖锐的骨缘。然而，也有因为拔牙窝边缘骨质硬化或黏膜没有覆盖，而没有发生牙槽骨生理吸收的情况，这样就留下了尖锐的牙槽骨边缘，妨碍到义齿的戴用。牙槽骨修整，就是将这部分骨去除，形成适当牙槽嵴形态的一种修复前外科手术。

诊断

拔牙窝愈合后，牙槽嵴上存在尖锐骨缘或隆起，导致义齿戴用困难时，有必要进行牙槽骨修整。

多数不需要精密的影像学检查。如果存在为了制订治疗计划需要做影像检查的情况，仅用根尖片或全景片很难正确评估骨的状态，这时CT检查更有效。另外需要准备诊断用的模型，术前进行模拟，可以演练术中的去骨操作。

必要的工具

- 牙科诊疗基本套装
- 标记切开线的龙胆紫液
- 表面麻醉剂、浸润麻醉用的工具及麻药
- 照相机
- 手术刀片（#15圆刀）
- 镊子（有齿、无齿）
- 骨膜剥离子

- 球钻、裂钻
- 超声骨刀
- 骨凿、锤子
- 咬骨钳子
- 骨锉
- 缝线、缝针、持针器、纱布
- 止血护板（需要时）

解剖

在牙槽嵴的修整中基本上不会遇到重要的解剖结构，但在骨萎缩严重的时候，

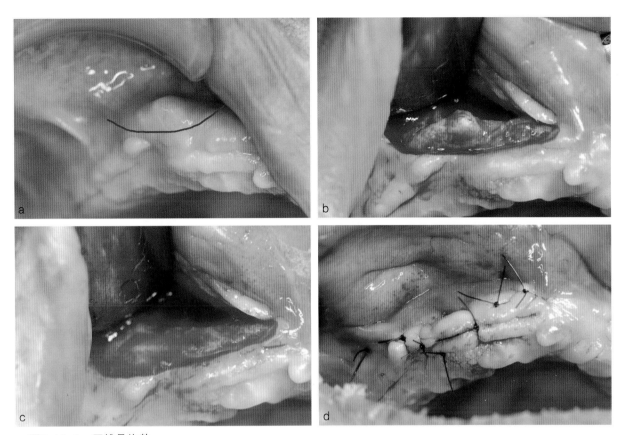

图2-12-1 牙槽骨修整。

a：相当于 <u>3|</u> 的位置，存在伴有骨尖的隆起。设计弧形切口。b：小心分离骨膜，露出骨尖部分。c：用咬骨钳子将骨尖去除，用骨锉磨平。d：软尼龙线缝合。

要留意上颌切牙孔和下颌颏孔的位置。

术式

1）切口的设计

按照骨尖部位和形态来设计切口。一般来说，骨尖范围较小时，在近中增加垂直切口做成三角瓣，或设计弧形切口。本病例设计的是弧形切口（图2-12-1a）。骨尖范围大的时候，多采用近远中附加垂直切口的Neumann切口。

2）翻黏骨膜瓣

切到骨膜，在骨膜下进行剥离（图2-12-1b）。剥离时，在接近骨尖的部分，存在骨膜缺如，黏膜菲薄的情况，因此要注意避免穿孔。另外，为了减少术后牙槽骨的吸收，注意不要剥离过多的骨膜。

3）去除骨尖

如果牙槽骨仅有少量尖锐边缘，用咬骨钳子去除后，用骨锉磨平即可（图2-12-1c）。如果必须去除的骨尖范围很广，可以用磨骨车针，超声骨刀或骨凿来去除。一般都存在过度去骨的倾向，因此，希望大家可以比预定的少去一些骨，将黏膜覆盖回去后触诊下，再考虑是否有必要进一步去骨。这样就可以防止过度去骨。

4）缝合

为了防止在黏骨膜瓣内留下骨碎片，要用灭菌的生理盐水彻底冲洗。特别是瓣的根部容易残留骨片，必须加以确认。如果去除骨尖的范围广，黏骨膜瓣可能会多余出一部分。这时应在尽量保留牙槽嵴顶部结实的角化牙龈前提下，切除多余的牙龈。缝合时要注意勿使创缘内卷（图2-12-1d）

拔牙后出现骨尖，在日常临床中较为常见。骨尖会造成摘戴义齿及行使功能时发生疼痛，在义齿制作时有必要考虑周全。是做义齿组织面缓冲就能解决，还是要做牙槽骨修整，要针对尖锐骨缘和隆起的具体情况来做出判断。

参考文献

[1] 野間弘康. イラストでみる口腔外科手術　第3巻. 日本口腔外科学会編. クインテッセンス出版，2013；12-15.

13. 颌骨囊肿

大谷津幸生

　　囊肿的定义是指在组织内部有液体或半流体进入，被上皮包裹形成单房或多房闭锁的空腔。这多数是由缩余釉上皮或马拉瑟（Malassez）上皮剩余等牙源性上皮引起的。口腔颌面区域内的囊肿发生频率非常高，占到口腔颌面病变的1／4～1／3。另外，从全身的囊肿发生率来看，口腔颌面区域的发生率也是最高的。特别是骨内囊肿甚至可以说是颌骨所特有的疾病也不为过。

　　作为患者，多数对囊肿这种疾病缺乏了解，需要充分向其说明，消除其不安后再进行治疗。

诊断

　　要进行诊断，必须理解各类囊肿的性状。颌骨内牙源性囊肿较多，因此需要详细检查牙齿的状态（埋伏还是萌出、活髓还是死髓、有无叩痛、有无松动），同时要触诊检查是否存着肿胀等颌骨异常情况。在囊肿增大时，有按压乒乓球感。

　　必须做X线检查。影像学特征为一片由X线阻射细线（Cystic Margin）所包围着的境界相对清晰的X线透射区域。囊肿的大小、形态、部位、边缘状态，与牙齿的关系都是诊断所必需的重要事项。CT检查有助于确认囊肿的解剖位置关系。摘除的囊肿壁应该做组织病理检查。

> **必要的工具**
>
> 【必须准备的东西】
> - 牙科诊疗基本套装
> - 表面麻醉剂、浸润麻醉用的工具及麻药
> - 手术刀片（#15圆刀）
> - 镊子（有齿、无齿）
> - 骨膜剥离子、黏膜剥离子、挖匙
> - 球钻、裂钻
> - 骨凿、锤子
> - 骨锉
> - 缝线、缝针、持针器、纱布
>
> 【尽量准备的东西】
> - 标记切口的龙胆紫液
> - 照相机
> - 电刀、止血剂
> - 咬骨钳子
> - 阿奇霉素软膏
> - 标本瓶

解剖

囊肿位于上颌时需要注意前牙区的切牙管、鼻腔以及后牙区的上颌窦。囊肿位于下颌时需要注意囊肿与下颌管的位置关系。手术时，需要考虑颏孔位置来设计切口。另外，必须小心下颌骨舌侧走行的舌神经、舌下动脉和颏下动脉等。

术式

囊肿的治疗方法基本有Partsch Ⅰ和 Partsch Ⅱ两种方法。

Partsch Ⅰ法又被称为副腔形成法（造袋术），一般适用于大囊肿。其优点是不损伤临近组织，不形成死腔，感染少，但缺点是术后需要进行长期处置，而且囊肿造成的形变会被保留。对于含牙囊肿经常采用开窗法。如果病因牙将来还有作为牙齿行使功能的可能性，就可以用开窗法，将其诱导萌出。

Partsch Ⅱ法是囊肿完全摘除术。由于将囊壁完全摘除，这种方法可以将切口完全缝合。这种方法的特点是形变小，但因其愈合快，在囊肿较大时，如果形成大型死腔可能发生感染。

1）鼻腭管囊肿摘除术：使用 Partsch Ⅱ法治疗
（1）切口的设计

唇颊侧骨壁变薄，去骨范围无法正确预测的情况下，通常采用Neumann切口（图1-13-1a）。

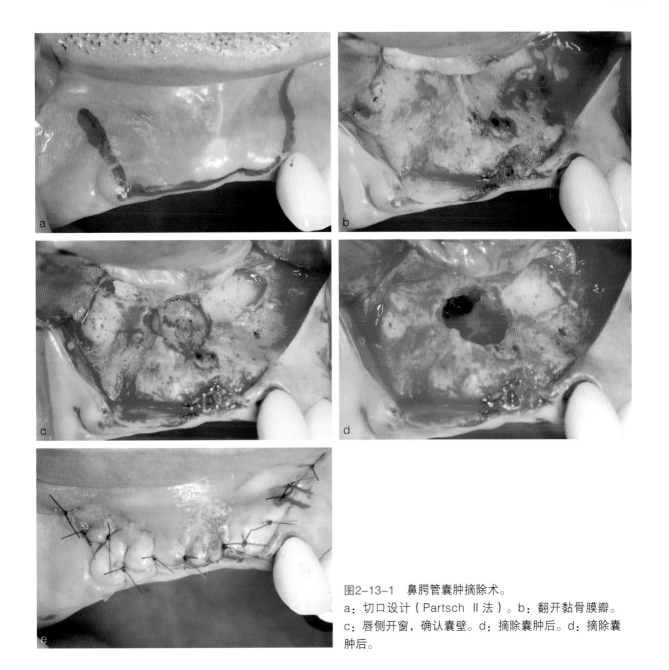

图2-13-1 鼻腭管囊肿摘除术。
a：切口设计（Partsch Ⅱ法）。b：翻开黏骨膜瓣。
c：唇侧开窗，确认囊壁。d：摘除囊肿后。d：摘除囊肿后。

（2）翻黏骨膜瓣

当颊侧骨壁消失，囊壁和黏膜黏连时，要从有骨的区域小心翻起黏骨膜瓣（图2-13-1b）。

（3）颊侧骨壁开窗和囊壁的剥离

参考囊肿的形状和范围，在颊侧骨壁开窗，用牙科刮匙或黏膜剥离子，将囊壁从骨壁上剥离（图2-13-1c）。

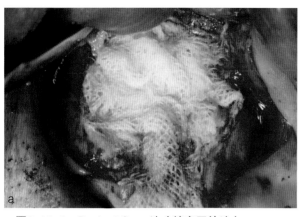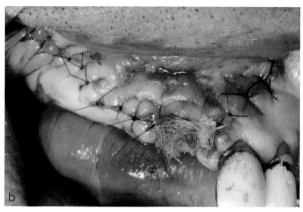

图2-13-2　Packed Open法（填塞开放法）。

a：在囊肿摘除后的空腔内填入阿奇霉素软膏纱布。b：从拔牙窝内露出一段阿奇霉素软膏纱布，以方便日后取出。缝合。

（4）囊肿摘除

将囊肿从周围骨壁上剥离摘除。由于是和鼻腭管相连续的囊肿，在囊肿内包含的神经血管束也要进行切除取出（图2-13-1d）。

（5）缝合

用4-0的软尼龙线缝合、压迫、确认止血（图2-13-1e）。

2）Packed Open法（填充开放法）

采用Partsch Ⅱ法时，对于担心形成大型死腔产生感染的病例，可以选择将囊肿摘除后开放创口的Packed Open法。到囊肿摘除为止的术式都与Partsch Ⅱ法相同。

确认没有残留病变组织，洗净创口，进行止血处置。在囊肿摘除后的空腔内填入阿奇霉素软膏纱布（图2-13-2a）。为方便日后取出，从拔牙窝内露出一段阿奇霉素软膏纱布，缝合关创（图2-13-2b）。

囊肿的预后良好但有术后复发的可能性。特别是角化囊肿，多有复发的报道。另外有极少数的囊肿会肿瘤化，甚至有报道警告有癌变的可能。所以即使是临床诊断为囊肿的病例，确认术后病理结果也非常重要。

囊肿摘除所产生的颌骨实质性骨缺损，一般需要很长时间才能再生，因此需要进行长期跟踪随访。

参考文献

[1] 白砂兼光，古郷幹彦编. 口腔外科学　第 3 版. 医歯薬出版，2011；297-310.

[2] 野間弘康. イラストでみる口腔外科手術　第 2 巻. 日本口腔外科学会编. クインテッセンス出版，2011；110-113.

14. 上颌窦口鼻瘘修补术

山下雅子

在上颌磨牙区牙根和上颌窦底接近，根尖穿入上颌窦的病例不在少数。拔牙时，必须在术前说明上颌窦有穿孔的风险。

小的瘘口，没有感染时可以自然关闭，但拔牙窝浅、瘘口直径大的上颌窦口鼻瘘很难自然关闭，需要进行修补术。可以用颊侧黏膜做颊侧黏骨膜瓣，或用上腭的黏膜做腭黏骨膜瓣关闭瘘口。以下对这两种黏骨膜瓣的修补术进行介绍。

诊断

拔牙后可以发现因口腔向鼻腔的渗漏或感染，造成从拔牙窝或鼻腔的排脓。拔牙术后感染导致上颌窦炎时，应在窦内清洗和抗生素消炎后，进行瘘修补术。从拔牙窝插入探测条，确认上颌窦的穿孔部位和大小，还需要用CT来确认上颌窦炎及穿孔情况。另外，术前准备止血护板并制作模型来设计切口。

必要的工具

- 牙科诊疗基本套装
- 表面麻醉剂、浸润麻醉用的工具及麻药
- 手术刀片（#15圆刀、#11尖刀）
- 缝线（4-0丝线、尼龙线）、缝
- 针、持针器（丹下式）、纱布
- 镊子（有齿、无齿）
- 骨膜剥离子、黏膜剥离子
- 止血护板
- 胶原膜、阿奇霉素软膏纱布

解剖

设计黏骨膜瓣的时候需要充分考虑拔牙窝的深度和大小。颊黏骨膜瓣无法获得足够减张推进的时候，需要切到颊肌附着区域并翻起黏骨膜瓣，因此要留意出血。在剥离腭侧黏骨膜瓣时，要注意第二磨牙腭侧相应区域的腭大孔及腭大孔动静脉的走行位置。

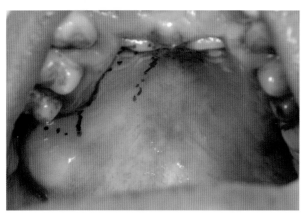

图2-14-1 切开线。
腭侧黏骨膜瓣的切开线用实线表示，瘘口的切开线用
虚线表示。

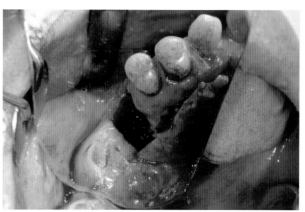

图2-14-2 瘘口切开。
瘘口周围的软组织切到骨膜后清除，暴露新鲜创面。

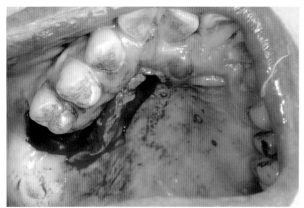

图2-14-3 切开。
切开腭侧黏膜到骨膜，用骨膜剥离子将骨膜剥离形成
黏骨膜瓣。

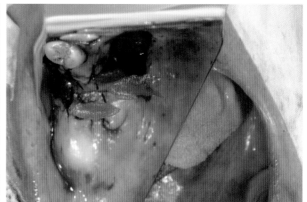

图2-14-4 缝合。
将黏骨膜瓣移动到瘘口部位，与黏膜面对齐缝合。

术式

1）切口的设计

切开线要距离瘘口周围有2～3mm，以形成新鲜的创面。颊侧骨膜瓣一般设计成从瘘口开始的一个富士山样的梯形，底边宽大。腭侧黏骨膜瓣利用腭大动静脉形成带血管蒂的岛状黏骨膜瓣，适用于较大瘘口或瘢痕严重的病例（图2-14-1）。要依照瘘口周围的切开线和腭大动静脉的走行，以及瘘口的形态和大小来设计黏骨膜瓣的尖端部分。要考虑留出延展的余量，形成足够长度的黏骨膜瓣。

2）局部麻醉

先在手术部位周围的黏膜涂布表面麻醉剂，几分钟后在瘘口及颊侧腭侧的骨膜下进行充分的浸润麻醉。此时，可以用麻醉针尖来确认瘘口的范围和深度。

3）切开、剥离、翻黏骨膜瓣

用#11刀片将瘘口周围的软组织切到骨膜后去除，形成新鲜创面（图2-14-2）。用#15刀片或#11刀片将腭侧黏膜切到骨膜层，用骨膜剥离子翻起黏骨膜瓣。颊侧黏骨膜瓣要翻到颊肌附着位置，仅在骨膜的基底部进行减张切开就容易将瓣延长。腭侧黏骨膜瓣要将腭大动静脉包含到骨膜瓣内，这一点十分重要（图2-14-3）。

4）缝合

将黏骨膜瓣移动到瘘口处，对齐黏膜创面，用4-0的丝线或尼龙线缝合（图2-14-4）。褥式缝合可以让组织密贴。戴用止血护板压迫。腭侧转瓣后形成的腭侧黏膜缺损用胶原膜覆盖或用阿奇霉素软膏纱布和止血护板一起压迫。

上颌窦口腔瘘发生的频率并不很高，但其功能障碍较大，必须早期紧急处理。为了使覆盖的黏膜不再形成新的穿孔和瘘口，要充分做好黏骨膜瓣的设计和缝合，另外还要在拆线前等待更长的时间。

15. 口内、口外瘘管切除术

冈田成生

瘘是从骨内、深部软组织或脏器内部通向黏膜或皮肤表面的病理性管状组织缺损，其开口处被称为瘘孔，交通的管状部分被称为瘘管。

瘘孔开在口腔内（基本都在牙龈）的被称为口内瘘，开在口腔外的被称为口外瘘（图2-15-1）。也有瘘孔同时出现在口内和口外的情况。

诊断

口内瘘多数在拔除病因牙后就能得到治愈，但口外瘘则需要在拔除病因牙的同时切除瘘管。口外瘘的周围一般有瘢痕形成，由于瘢痕挛缩，瘘孔周围的皮肤凹陷，影响美观。因此，口外瘘手术不仅单纯需要切除瘘管，还必须要考虑恢复美观。

另外，口外瘘可能没有患牙或牙源性化脓性炎症的症状，而且病变可能发生于距离病因牙较远的地方。因此，这虽然是口腔外科领域的疾病，但患者几乎都会先去皮肤科或普通外科等其他医学专科就诊，然后才被转诊到口腔外科。临床医学的其他专科，由于不认识这种疾病，反复切除、活检或长期给予抗生素等，有时会让患者承受不必要的负担，因此需要十分注意。

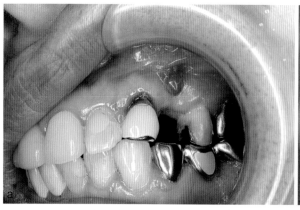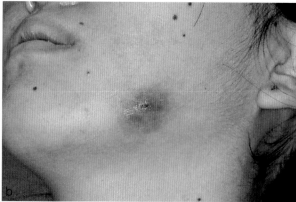

图2-15-1　口腔区域的瘘孔。
a：⌊3 根尖病灶导致的口内瘘。b：⌈6 根尖周囊肿导致的口外瘘。

必要的工具

- 牙科诊疗基本套装
- 标记切开线的龙胆紫液
- 表面麻醉剂、浸润麻醉用的工具及麻药
- 手术刀片（#11尖刀以及#15圆刀）
- 缝线（4-0尼龙线、5-0尼龙线、4-0可吸收线）、缝针、持针器，纱布
- 骨膜剥离子
- 镊子（有齿、无齿）、蚊式钳

- 尖刀
- 牙科用探测条
- 牙挺（直挺、弯挺、宽挺）
- 拔牙钳
- 齿科用挖勺、齿科用探针
- 电刀
- 球钻
- 骨锉
- 止血剂（SURGICEL®等）

解剖（口外瘘手术）

口外瘘的好发部位：病因牙是上颌前牙和上颌前磨牙时在鼻翼附近，发于上颌磨牙时在脸颊，发于下颌前牙时在颏部，发于下颌前磨牙和磨牙时在脸颊。可见颊部是口外瘘最常出现的位置，在此处切除瘘管时，注意不能损伤面神经的分支和面动静脉。

术前要拍摄根尖片、全景片或CT。确认病因牙和根尖病灶或囊肿。可以在CT软组织模式的影像中掌握瘘管的位置。另外，也可以从瘘孔插入牙科用探测条，拍摄X线来确定病因牙（图2-15-2）。

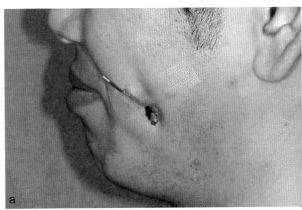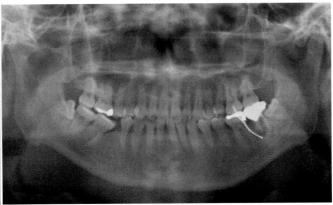

图2-15-2　用牙科用探测条确定病因牙。
a：从瘘孔插入牙科用探测条。b：插入牙科用探测条后拍摄全景片，确认⌐7 为病因牙。

术式（口外瘘手术）

1）局部麻醉

在手术部位周围的黏膜涂布表面麻醉剂，几分钟后在唇颊侧，舌侧以及腭侧进行浸润麻醉。另外，也要在口外瘘孔周围做充分的浸润麻醉。

2）皮肤切开

从瘘孔插入探测条，确认原发病灶（病因牙）。沿着皮肤的皮纹纺锤形切开瘘口周围的皮肤。见下文头颈部各位置纺锤切口的示意图（图2-15-3）。

3）瘘管的剥离、切除

以瘘管里插着的探测条为指引，用#11尖刀将瘘管从健康组织上剥离直到原发病灶，完整切除（图2-15-4）。

剥离时，要特别注意避免损伤面神经的分支和面动静脉。

除了刚形成不久的瘘管，通常瘘管周围都有瘢痕组织，如果不将其切除，皮肤的凹陷就无法改善。

4）病因牙和原发病灶的摘除

拔除口外瘘的病因牙，摘除根尖病灶或根尖周囊肿等原发病灶，并进行搔刮（图2-15-5）。

5）皮下组织及皮肤的缝合

潜行分离瘘孔周围数毫米的皮下组织（图2-15-6a），进行皮下组织缝合后

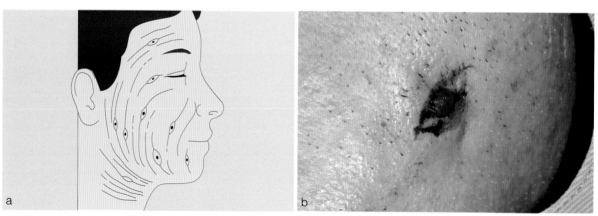

图2-15-3　对于口外瘘的纺锤切口。

a：口外瘘周围皮肤的纺锤状切口。沿面部皮肤的皮纹设计。b：口外瘘手术时的皮肤切口。

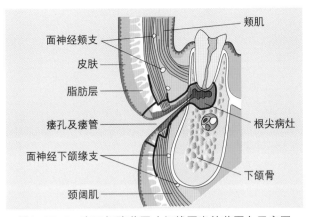

图2-15-4　表示切除范围（红线围出的范围）示意图。

面神经颊支
皮肤
脂肪层
瘘孔及瘘管
面神经下颌缘支
颈阔肌
颊肌
根尖病灶
下颌骨

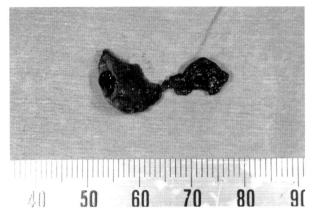

图2-15-5　切除下来的瘘管和根尖病灶。

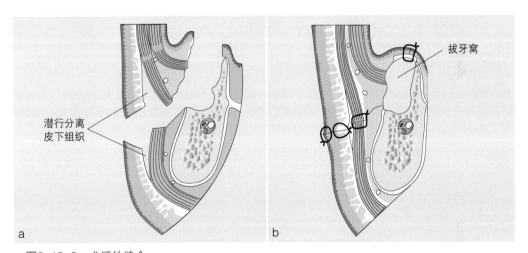

图2-15-6　术后的缝合。
a：口外瘘切除后的示意图。b：缝合关创后的示意图。

潜行分离皮下组织

拔牙窝

再，缝合皮肤，这样可以防止创口塌陷（图2-15-6b）。另外，瘘孔处严重凹陷或变形的时候，需要采用"Z"字成形术等修整技术，这样的病例可以转诊到专门的医疗机构。

　　进行口外瘘手术时要避开面神经的分支和面动静脉，如果病例的切除范围包括面动静脉，也可以结扎后切断。因此，口外瘘手术需要充足的解剖学知识和扎实的外科处理技术。

参考文献

[1] 日本口腔外科学会編. イラストで見る口腔外科手術. クインテッセンス出版, 2013；89-90.

16. 系带异常

森 良之

口腔内有上唇系带、颊系带、下唇系带和舌系带，系带的异常包括肥大、过度形成、位置异常、缩短或强直等。

系带异常的种类和部位不同临床症状也各不相同。

诊断

1）上唇系带的异常（图2-16-1）

上唇系带的异常基本以肥大、过度形成、缩短或强直为主。通常，上唇系带在出生时附着在牙槽嵴顶附近，但随着牙槽骨的发育，系带变细并向上移动。如果系带在儿童6岁时中切牙萌出之后还残存于切牙乳头处强力附着，就会引起前牙正中分离。这种情况可能会造成发音障碍，而由于系带高位附着还可能导致刷牙困难。

多数情况随着牙槽骨的发育这种问题会自然消失，直到尖牙萌出时期都可以保持随诊观察，如果在这个时期之后，系带仍然高位附着，导致前牙正中分离，应予切除。

2）颊系带的异常（图2-16-2）

颊系带一直附着到儿童的乳磨牙区或成人的前磨牙区的颊侧附着龈附近时，会引起刷牙障碍，成为牙周病的原因。在高龄患者中，这也会成为义齿制作的障碍。这种情况下，可以像上唇系带成形术那样做V-Y成形术，或用"Z"字成形术延长系带。

3）下唇系带的异常

下唇系带连接下唇黏膜和下颌乳中切牙或中切牙之间的牙龈，它可能会高位附着，严重的情况下还可能与舌系带相连续，但与其他系带异常相比较为少见。如果是在牙齿之间强直使中切牙正中分离，应予切除。

4）舌系带的异常（图2-16-3）

舌系带附着于舌下面中央部和下颌正中的牙槽骨上，将两者连接。系带过短，高位附着于左右乳中切牙或中切牙之间的舌侧时，会限制舌的运动，称为舌系带强直症。舌运动受限，会造成s音、t音、l音等发音困难，哺乳困难，咀嚼、吞咽困难等问

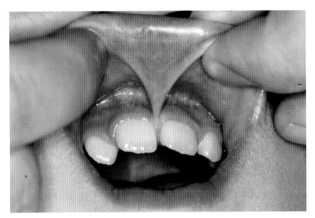

图2-16-1　上唇系带强直症。

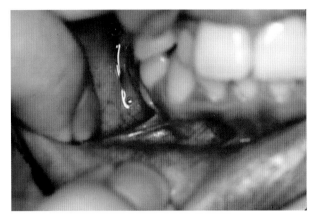

图2-16-2　颊系带强直症。

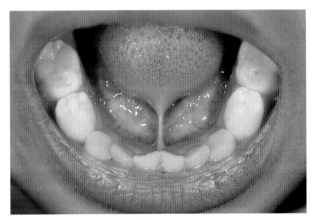

图2-16-3　舌系带强直症。

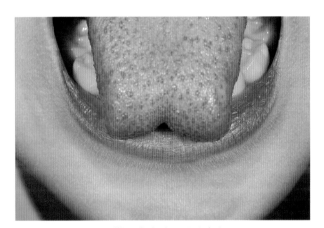

图2-16-4　舌系带强直症（W形舌尖）。

题。舌头无法向前伸出，或伸出时在舌尖部呈"W"形的受牵拉状（图2-16-4）。

随着生长舌系带也会延长，可以随诊观察，但运动障碍明显或确认造成发音困难的，应该进行系带松解术。让患者伸舌，如果舌尖可以伸出超过下唇，一般就认为不会造成发音困难，这可以作为是否进行舌系带松解术的简单判断标准。

必要的工具	
· 牙科诊疗基本套装	· 电刀（切开、凝固、止血）
· 标记切开线的龙胆紫液	· 吸引器
· 口角拉钩	· 尖刀
· 口内照相用相机	· 镊子（有齿、无齿）
· 表面麻醉剂、浸润麻醉用的工具及麻药	· 黏膜剥离子
· 手术刀片（#15圆刀）	· 缝线、缝针、持针器、纱布

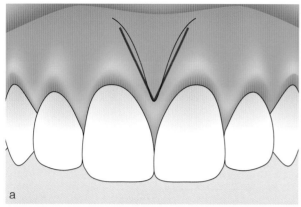
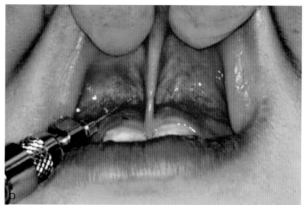

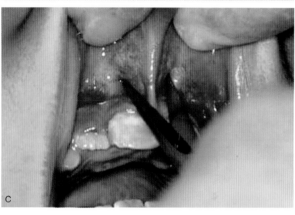

图2-16-5　上唇系带成形术。
a：上唇系带V字切口设计。b：上唇系带黏膜下浸润麻醉。c：尖刀切除上唇系带。

解剖

处理上唇系带和下唇系带时，局部没有特别重要的解剖结构，但在下颌切除颊系带时，有可能接近颏孔，必须注意不要损伤从颏孔穿出的颏神经动静脉束。

处理舌系带时，需要注意切勿损伤舌尖下方的舌前腺（Blandin— Nuhn腺）或者口底部的舌下阜及舌静脉。另外，松解术的要点在于务必将黏膜下的颏舌骨肌与系带一起徒手牵拉展开。

术式

1）上唇系带成形术

绝大部分病例都可以在局部麻醉下进行。

①用龙胆紫液沿着上唇系带画出"V"字切口线（图2-16-5a）；

②麻醉：用2%利多卡因E+对黏膜进行浸润麻醉。这时，因为可动黏膜的上内方有鼻腔存在，浸润麻醉的针尖刺入过深时可能会损伤鼻黏膜的血管，所以

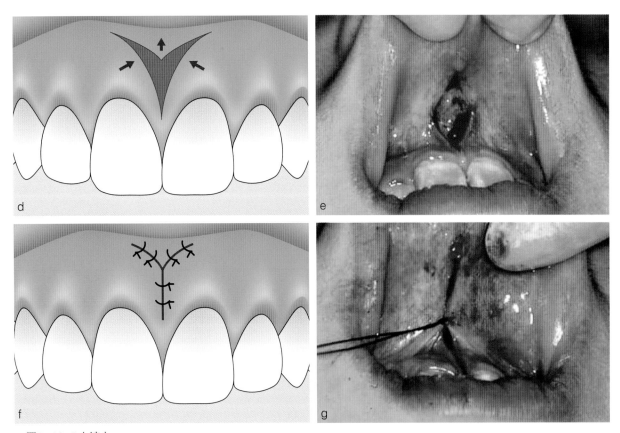

图2-16-5（续）

d，e：上唇系带的剥离、伸展（→：伸展方向）。f：缝合（V-Y成形）。g：缝合。

要在紧贴黏膜下方注射麻醉液（图2-16-5b）。让黏膜形成半透明的膨隆即可；

③切开：徒手或用纱布向上方牵引上唇，使黏膜保持紧张状态，沿着上唇系带周围设计的切口用#15手术刀"V"字形切开。这里也可以用尖刀切开（图2-16-5c）。对于创面的出血，用电刀仔细进行凝固止血；

④剥离：徒手将"V"字形切开的系带向上方牵拉（图2-16-5d）。这时切开的系带部分变宽呈"Y"字形；

⑤确认可动性：确认上唇的伸展。此时向上方伸展的系带可以向上翻转，切口可以变成菱形（图2-16-5e）；

⑥缝合：可以用4-0软尼龙线、丝线或者可吸收线缝合。缝好后切口可以呈"Y"字状（图2-16-5f）或者系带向上翻转也可以几乎形成一条直线（图2-16-5g），但这时可能会有菱形中央部分创面暴露的情况。对于创面暴露或附着龈区域黏膜上皮不足无法缝合的情况，可以用牙周塞治剂覆盖或用电刀（激光）等进行止血后开放创口。

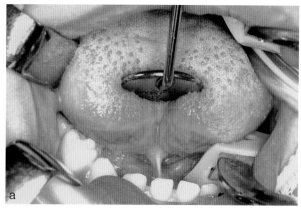
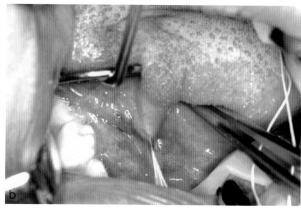
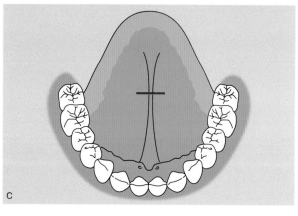

图2-16-6　舌系带成形术。
a：显露舌系带。b：舌系带的切口线。c：舌系带的横
向切开。

2）舌系带成形术

可以在局部麻醉下进行，但婴幼儿在全麻下手术更为安全（图2-16-6a）。

①用龙胆紫液在舌系带中央略偏舌尖处画出切口线（图2-16-6b、c）；

②麻醉：用2%利多卡因E+对黏膜进行浸润麻醉。这时浸润麻醉的针尖刺入过深时可能会损伤血管或神经，需要格外注意。让黏膜形成半透明的膨隆即可，在黏膜下方注射麻醉液；

③切开：尽可能伸展舌下面，用#15手术刀切开。此时可以在舌尖部穿过2-0的丝线以牵引舌体；

④剥离：徒手将系带和颏舌骨肌伸展。这时切开的系带部分变为纵向的菱形（图2-16-6d、e）；

⑤确认可动性：确认舌体可以充分向前伸出。在向前伸展不充分的情况下，还可以追加做"Z"字成形，使局部延长；

⑥缝合：可以用4-0软尼龙线，丝线或者可吸收线缝合（图2-16-6f、g）。由于在口底会接近舌下阜，为了不造成唾液流出受阻，缝合要浅，而且不能过密。

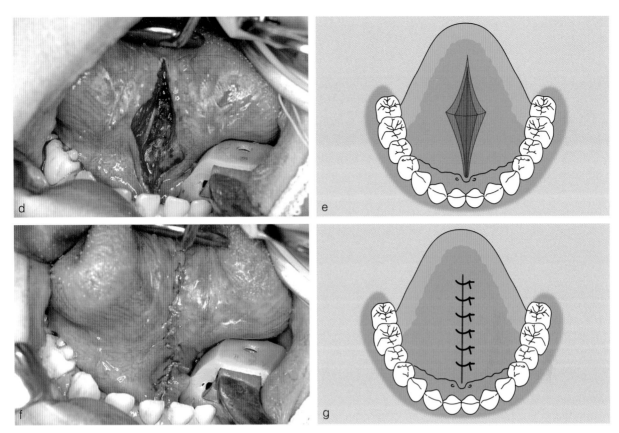

图2-16-6（续）
d，e：舌系带的剥离、伸展。f，g：缝合。

如上所述，由于口腔黏膜下神经血管较为丰富，将其损伤会造成出血和神经功能障碍等问题。

即使是门诊手术，也要在熟知解剖的基础上，小心操作，用心进行每一台手术。另外在埃利伟综合征（Ellis—van Creveld综合征）和口–面–指综合征（Oral—facial—digital综合征）等症候群中，也存在有系带过度形成，口腔医生应该认识这些疾病。

参考文献

[1] 長濱浩平. 小带の異常. 口腔科学. 戸塚靖則，高戸　毅監修. 朝倉書店，2013；665-666.
[2] 野間弘康. 口腔領域の外科解剖，舌. イラストでみる口腔外科手術書　第1巻. 日本口腔外科学会編. クインテッセンス出版，2010；60-65.
[3] 古郷幹彦. 小带の異常. 口と歯の事典. 高戸　毅ほか編集. 朝倉書店，2008；219-221.

17. 黏液囊肿

野口忠秀

黏液囊肿是由于某种原因导致小唾液腺或大唾液腺的引流受阻，黏液潴留所形成的疾病，因此口腔软组织发生率较高。

小唾液腺中，以下唇（口唇腺）和舌腹前部（舌前腺）多发，咬伤和牙齿刺激被认为是原因之一。而关于大唾液腺，好发于口底的舌下腺来源的潴留囊肿被称为舌下腺囊肿（蛤蟆肿，Ranula），可以分为局限于舌下区的舌下型，在下颌舌骨肌下方下颌区的颌下型，还有跨越两个区域的混合型。

诊断

黏液囊肿的好发部位和临床表现有典型性，因此相对容易诊断。下唇的黏液囊肿，由于黏液潴留会呈现半球状的膨隆，可以触及波动感。另外，多数此类囊肿会透出淡淡的青紫色。但如果是反复咬伤会造成黏膜的瘢痕化，导致息肉状改变，这时需要与纤维肿相鉴别。

舌下腺囊肿会在口底部出现特征性的膨隆，容易诊断，但颌下型有时也需要与类表皮样囊肿和唾液腺肿瘤相鉴别。

治疗方法

对于下唇的黏液囊肿，要将囊肿连同病因小唾液腺一并摘除。如果患儿哭泣导致切除困难，也可以选用液氮治疗法（图2-17-1）。对于舌下腺囊肿，可以切开囊肿表面创造出唾液的排出通道，达到开窗疗法的效果。如果是反复发作，需要将舌下腺连同囊肿一并摘除。

其他处置方法还有：用缝线穿透囊肿壁造成开窗效果的微小开窗法或使用OK432（PICIBANIL：A型溶血性链球菌的弱毒自然株用盘尼西林处理后的制剂），有报道称将稀释后的OK432注入囊肿腔内，可以促进空腔愈合，防止黏液潴留，有较高的成功率。

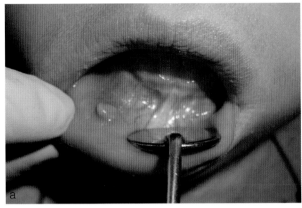
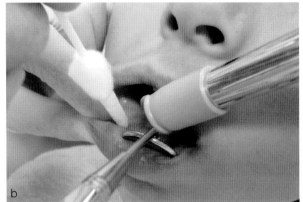
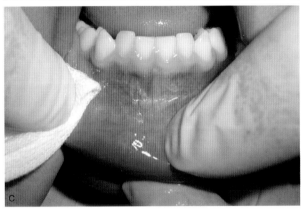

图2-17-1　液氮法（古河综合医院齿科口腔外科 中村敦医生提供）。

a：下唇右侧发生黏液囊肿（3岁，男童）。b：用液氮将病变处冷冻，一周1次，共3次。c：治疗一个月后，病变消失。

必要的工具

- 牙科诊疗基本套装
- 表面麻醉剂、浸润麻醉用的工具及麻药
- 手术刀片（#15圆刀）
- 缝线（5-0尼龙线）、缝针、持针

- 器、纱布、剪刀
- 镊子（有齿、无齿）、止血钳
- 标记切开线的龙胆紫液
- 电刀（切开、凝固、止血）
- 唾液腺探测条

解剖

　　应该注意的解剖事项有：在下唇黏液囊肿，需要找到与囊肿相连续的小唾液腺，摘除时尽可能保护周围的神经。在舌下腺囊肿，行开窗术时要注意下颌下腺导管的走行，以不损伤导管为原则决定开窗部位。损伤舌下静脉会影响术野，也要注意。

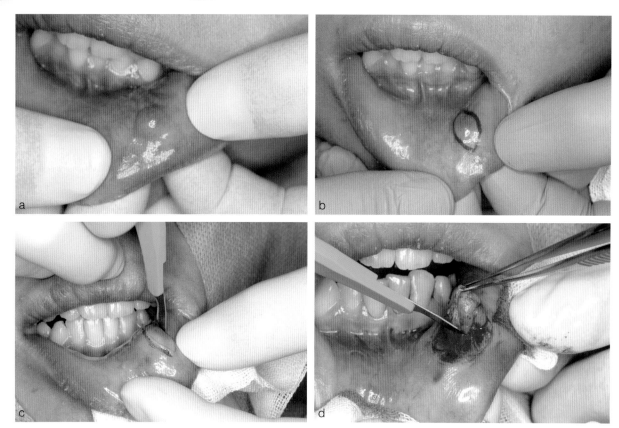

图2-17-2 下唇黏膜囊肿摘除术。

a：下唇左侧形成了黏液囊肿（21岁，女性）。b：切口。设计为纺锤形切口。c：切开黏膜，显露囊肿壁。d：夹持纺锤形切开的黏膜，在囊肿周围用手术刀锐性分离，将关联的小唾液腺一并切除。

术式

1）下唇黏液囊肿摘除术

（1）切口设计（图2-17-2a、b）

呈半球状膨隆的黏膜一般较薄，但有时候因为咬伤等囊肿壁和黏膜愈合也可能造成剥离困难，因此在膨隆上方设计纺锤形切口。根据囊肿的大小和部位，设计纵向或横向的纺锤形。摘除囊肿的时候，以镊子或止血钳等夹持住纺锤形切开的黏膜，会方便手术进行。

（2）局部麻醉

在涂布表面麻醉剂数分钟后，于囊肿周围行浸润麻醉。此时，注意不要刺穿囊壁造成内容物流出。

（3）切开、摘除（图2-17-2c～g）

在囊肿周围用纱布拉开下唇，以手指压迫减少出血，使术野清晰。切开黏膜暴露囊肿壁后，用#15手术刀在囊肿周围锐性分离。将与囊肿相连的小唾液腺一并摘除，为了预防再发，将可及范围内的小唾液腺也都摘除。遇到小血管可以用

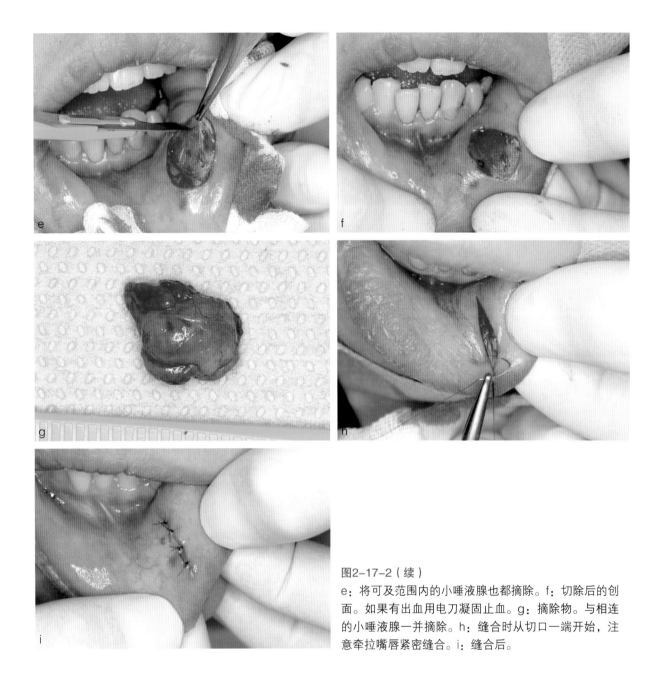

图2-17-2（续）

e：将可及范围内的小唾液腺也都摘除。f：切除后的创面。如果有出血用电刀凝固止血。g：摘除物。与相连的小唾液腺一并摘除。h：缝合时从切口一端开始，注意牵拉嘴唇紧密缝合。i：缝合后。

电刀凝固止血。

（4）缝合（图2-17-2h、i）

用5-0尼龙线缝合。

2）舌下腺囊肿开窗术

（1）设计开窗位置（图2-17-3a、b）

注意下颌下腺导管的走行，决定开窗位置。透出青紫色的部位可以认为是安全

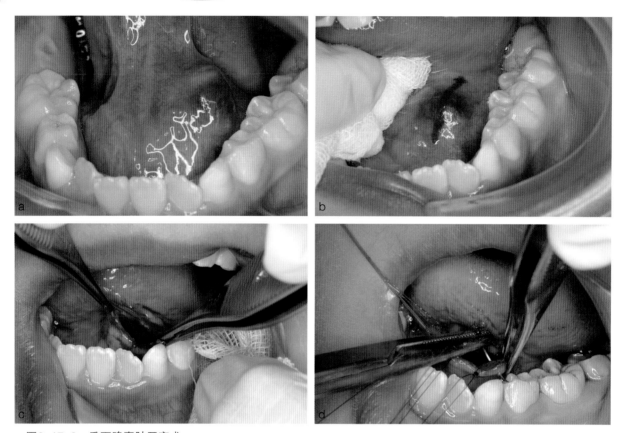

图2-17-3 舌下腺囊肿开窗术。
a：左侧口底发生的舌下型舌下腺囊肿。b：设计切口。c：开放囊肿腔。d：将口底黏膜和囊肿壁的断端缝合。

区域。根据需要也可以从唾液腺开口插入唾液腺探测条，以确认导管走行。

（2）局部麻醉

在涂布表面麻醉剂数分钟后，于囊肿周围行浸润麻醉。此时，注意不要刺穿囊壁造成内容物流出。

（3）口底黏膜切开、开窗（图2-17-3c～g）

切开黏膜显露囊肿壁，在其周围剥离。在囊肿壁上切开，将黏膜和囊肿壁用缝合线穿过并牵拉，方便观察囊腔内部。吸出内容液后，将口底黏膜和囊肿壁一起切除，再将剩余的口底黏膜和囊肿壁的断端缝合。囊肿腔内用阿奇霉素软膏纱布填塞。为了防止纱布脱落，用缝合线将填入的纱布缝合固定。在唾液腺开口部确认有唾液流出。

（4）术后处置

约一周后拆除纱布。如果囊肿腔很大，则需要放入新的纱布，等待囊肿腔缩小。如果纱布早期脱落，开窗部位闭锁，则需要再次开窗填入纱布。

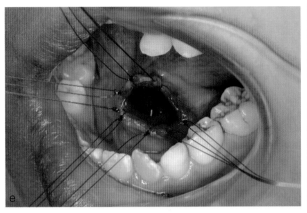

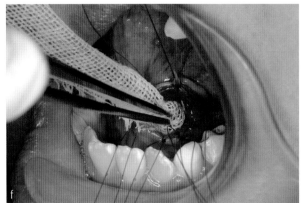

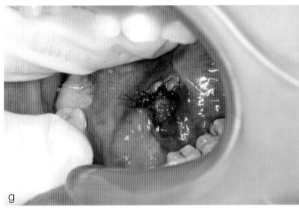

图2-17-3（续）
e：观察囊腔内部。f：囊肿腔内填入阿奇霉素软膏纱布。g：为了防止纱布脱落，缝合固定。

3）舌下腺囊肿的微小开窗法

（1）局部麻醉

在涂布表面麻醉剂数分钟后，于囊肿周围行浸润麻醉。

（2）缝合（图2-17-4a、b）

在薄层透明的囊肿壁上方用3-0丝线穿过（根据囊肿腔的大小决定缝合针数），排出内容液，期待缝线穿孔起到开窗效果（图2-17-4c）。

关于黏液囊肿，这里介绍了小唾液腺来源的下唇黏液囊肿和大唾液腺来源的舌下腺囊肿的手术方法。

这里所介绍的手术方法是一般性的手术方法，笔者所在科室也采用微小开窗术和OK432注入疗法等更加微创的处置方法。应该根据患者的希望和背景，选择合适的处置方法。

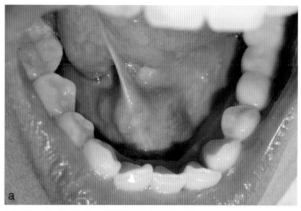
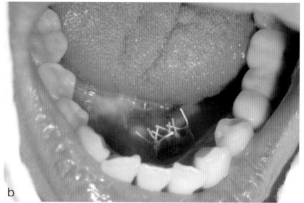

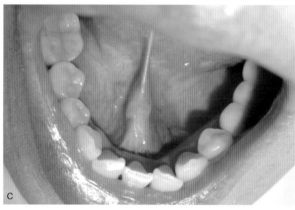

图2-17-4 舌下腺囊肿微小开窗法。

a：左侧口底发生的舌下腺囊肿（60岁，女性）。b：微小开窗法。在囊肿壁上用3-0丝线穿过，缝合4针。c：微小开窗法。术后3周（拆线时）。

参考文献

［1］ 寶田 博. 顎口腔の小外科. 医歯薬出版, 1994.

［2］ 梯 裕恵ほか. 粘液囊胞に対する微小開窓法（micro-marsupialization）の臨床的検討. 日口外誌. 2014；60（12）：672-676.

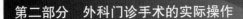

18. 牙外伤

星 健太郎

发生牙齿外伤的年龄多为刚开始走路的1岁左右和行为活跃的8～12岁前后，其原因一般是跌倒或坠落，约80%的病例发生在上颌中切牙。

牙外伤大体可分为：

①牙齿本身的损伤（如：冠折）；

②牙周组织的损伤（如：脱位）；

③骨的损伤（如：骨折）；

④由牙齿造成的软组织损伤（如：裂伤）。

诊断

检查方法有普通的问诊、视诊、触诊、叩诊、松动度检查、咬合检查、电活力测试、温度测试、化学测试，以及影像学检查（X线或CT）等。

检查时，首先要确认全身其他部位没有损伤，再进行口腔的诊疗。

在颌面区域中，当颏部遭受猛烈冲击时，可能会引起颞下颌关节周围的间接暴力骨折或关节炎等，所以在距离直接受伤部位较远的地方也可能存在损伤。

另外，还必须注意口唇或颊黏膜的异物嵌入，牙齿对应软组织的裂伤，以及牙碎片嵌入等问题（图2-18-1）。

电活力测试对判断牙髓的活力有帮助，但在受伤后，神经纤维由于遭受损伤，活髓牙也可能暂时表现为电活力测试阴性，这时不要与牙髓坏死相混淆。应该过1周到3个月，等炎症治愈后，再次测试。

影像学检查可以诊断是否存在骨折或牙折，但也要联合其他检查，综合讨论有创治疗的必要性以及保留牙体或牙髓的可能性。

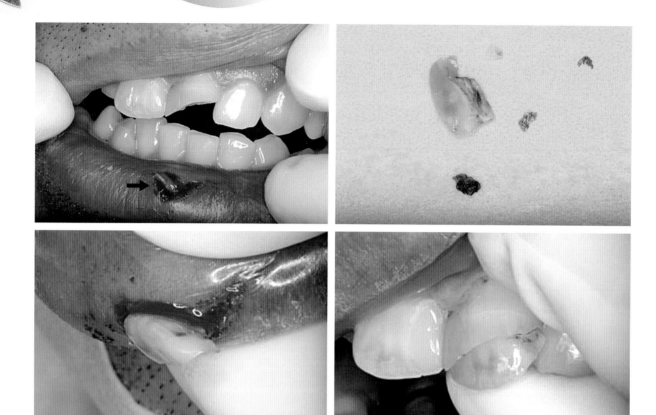

图2-18-1 冠折碎片嵌入软组织。

必要的工具

- 牙科诊疗基本套装
- 根据需要局部麻醉

【牙齿本身损伤】

- 树脂修复相关器材
- 根管治疗相关器材
- 拔牙相关器材

【牙周组织损伤】

- T-Fix套装（根据需要备用结扎丝、牙固定夹板等）
- 拔牙相关器材

【骨损伤】

- 骨折相关器材（根据需要备用复位钛板、固位钉、固位结扎丝等）

【牙齿造成的软组织损伤】

- 缝合相关器材

解剖

除了下颌骨体部骨折、髁突骨折、髁突颈部骨折以外，在外科门诊级别的手术区域内没有特别重要的解剖结构。但在下颌磨牙的嵌入性脱位病例中，可能有舌侧

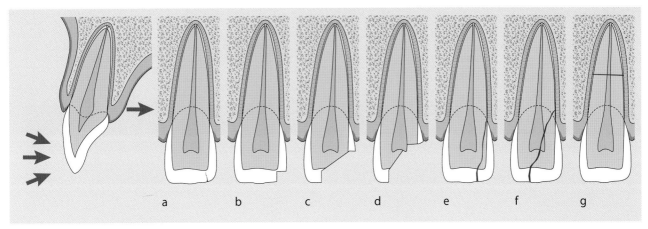

图2-18-2　牙齿本身的损伤。

（勝海一郎. 歯の破折の種類と診査，診断，治療，経過. 北村和夫，貞光謙一郎編. 歯の破折の診断と処置. デンタルダイヤモンド社，2014）。

牙槽骨骨折，牙齿进入口底部的情况，这个区域需要注意颏下动脉、舌下动脉、舌神经、下颌下腺导管和舌下腺等。

术式

1）牙齿本身的损伤（图2-18-2）

（1）冠折（图2-18-3）

- 不完全折裂（隐裂，图2-18-2a）→有冷水痛的时候用树脂脱敏剂
- 未露髓的冠折（牙釉质破损，图2-18-2b）→树脂修复
- 未露髓的冠折（牙釉质及牙本质破损，图2-18-2c）→树脂修复（根据情况可能需要间接盖随）
- 有露髓的冠折（图2-18-2d）→直接盖髓，活髓部分切断，活髓切断，拔髓处置

（2）根折

- 未露髓的冠根折（图2-18-2e）→去除破损残片，做牙龈修整，用树脂或金属等修复。折断线到达龈下深处的病例，需要拔牙或正畸牵引
- 有露髓的冠根折（图2-18-2f）→去除破损残片，做牙龈修整，露髓的处理参考"有露髓的冠折"。用树脂或金属等修复。折断线到达龈下深处的病例，需要拔牙或正畸牵引。
- 根折（图2-18-2g）→复位固定（2～3个月）。如果牙髓坏死，在折断线以上的牙体部分做根管治疗。明显松动的要拔牙，或者将折断的牙冠侧牙体去除，将剩余的牙根正畸牵引后拔髓

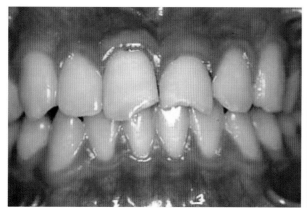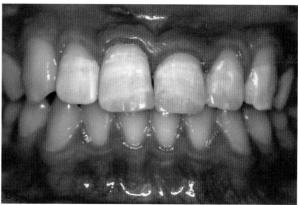

图2-18-3　冠折。
a：处置前。b：处置后。

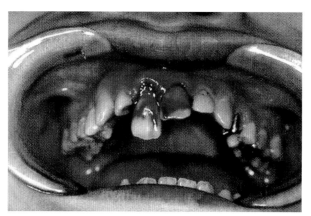

图2-18-4　牙齿脱位。

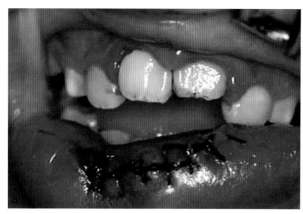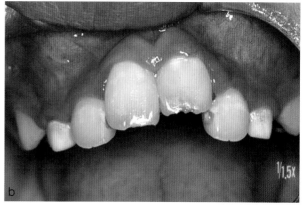

图2-18-5　嵌入性脱位。
a：处置前。b：处置后。

2）牙周组织损伤

- 震荡（撞伤）→随诊观察。如果牙髓坏死，做根管治疗
- 半脱位（不完全脱位）→随诊观察。咀嚼有疼痛时固定10～14天。如果牙髓坏死，做根管治疗

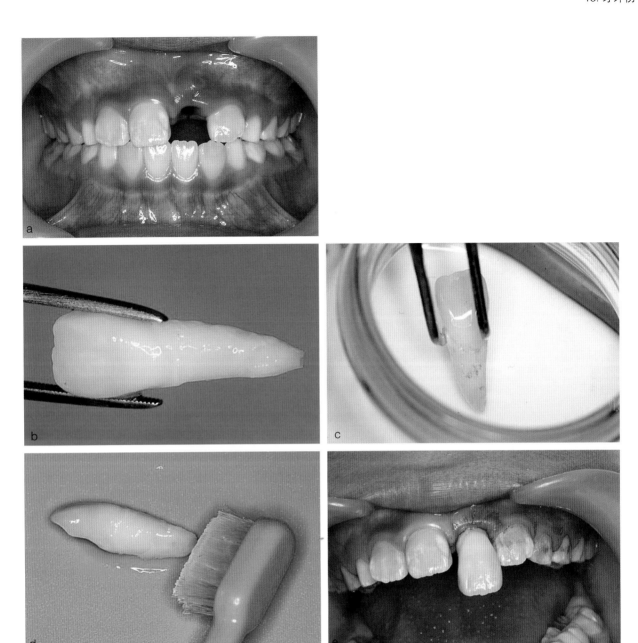

图2-18-6 牙齿完全脱位。
a：处置前。b，c：浸润在保存液中。d：清除污染物。e：再植。

- 脱出（脱出性脱位）→复位固定10～14天。如果牙髓坏死，做根管治疗（图2-18-4）
- 移位（侧向脱位）→复位固定10～14天。如果牙髓坏死，做根管治疗
- 嵌入（嵌入性脱位）→恒牙：复位固定6周，10天后做根管治疗。乳牙：随诊观察。如果牙髓坏死，做根管治疗
- 脱落（完全脱位）→尽早再植固定。复位固定10～14天。再植10天后做根管治疗（图2-18-6）

注意：为了使脱落牙齿上的牙周膜细胞保持活性，用流水洗净后，尽快将牙齿

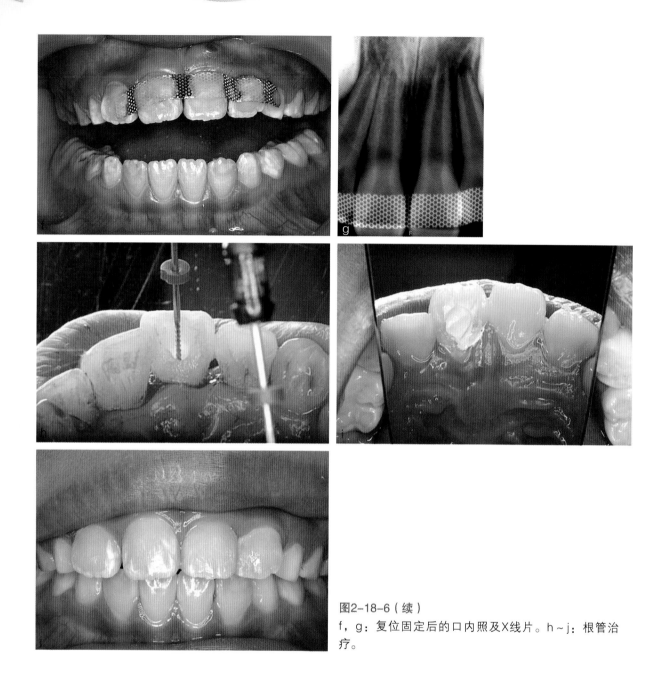

图2-18-6（续）

f，g：复位固定后的口内照及X线片。h～j：根管治疗。

浸润到保存液中（没有时用清洁的牛奶）保存（图2-18-7）。

3）骨的损伤（仅描述外科门诊手术可处理的部分）

　　牙槽骨骨折→局部麻醉下，去除游离小骨片。复位固定可以保证血流的大骨片（钛板或T-Fix固定1～2个月）。

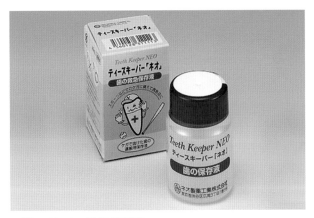

图2-18-7 牙齿保存液。
弱酸性可以保护牙周膜细胞。没有保存液的情况下可
以用牛奶代替。脱位时间越长预后效果越差。

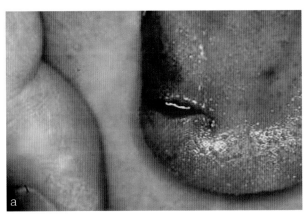
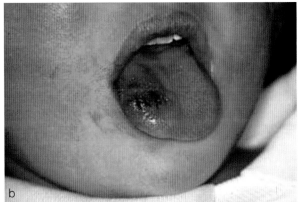

图2-18-8 软组织损伤。
a：处置前。b：处置后。

4）牙齿造成的软组织损伤（图2-18-8）

局部麻醉下缝合。如果有污染或异物，局部清洗。

要仔细确认没有牙齿残片或其他异物（折断的牙刷或筷子等）嵌入到软组织中。为了目视清晰，可以根据需要将创口扩大切开，或者用X线或CT等影像手段加以确认。

挤压伤如果有不良肉芽应尽量将肉芽清除。

如果伤口很深，应用可吸收线将黏膜下层或肌肉层加以缝合。

牙外伤的诊疗要点是要判断受伤的患牙能否保留。

偶发的事故会对心理造成压力，突然间失去牙齿的心理影响很大。特别是发生在儿童身上时，家长的负担很大，所以要做出恰当的诊断并给予充分的说明。

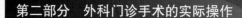

19. 自体牙移植

星　健太郎

　　牙齿移植（以下简称移植）是一种可以追溯到古埃及和罗马时代的历史悠久的治疗方法。当初是用其他人的牙齿进行"异体牙移植"，但在20世纪50年代实现了牙根未完全形成的"自体牙移植"之后，70年代又有人报道了牙根完全形成的自体牙移植病例。现在，与种植牙并立，自体牙移植已经成为一种无须邻牙支持的缺失牙修补方法。

　　自体牙移植大体分为两大类。

1）牙根未完全形成的自体牙移植

　　可以期待牙髓愈合，术后不需要做根管治疗。很少发生根吸收等术后并发症，移植成活率高，但牙根未完全形成的牙只在特定年龄阶段才有。

2）牙根完全形成的自体牙移植

　　术后会造成牙髓坏死，所以必须做根管治疗。术后可能发生根吸收或骨粘连等问题，但没有年龄限制。

　　从年龄限制的角度考虑，牙根完全形成的自体牙移植更为常见，但除了根管治疗外，两大类移植的其他基本术式几乎相同，所以本章以牙根完全形成的自体牙移植为基础做以介绍。

用语和概念

- Donor=供区（牙齿）
- Recipient=受区（牙槽窝）

牙齿移植是依赖牙周和牙髓组织的创伤愈合能力才得以进行的。特别是牙周膜，它连接牙根和牙槽骨，可以促进骨的再生，所以牙周膜的保存、再生、愈合是移植成功的最大关键点。

诊断

　　进行常规问诊、口内检查、模型检查、影像学检查（X线或CT）。

1 ）全身状态

与常规有创治疗相同，检查是否有系统性疾病。除了邻牙移植的情况，需要考虑患者在有两处伤口时，QOL（生活质量）的降低以及所要承受的压力。

2 ）移植的选择

综合考虑移植的必要性、缺失牙形态、余留牙齿数量、咬合状态等因素后，再确立治疗计划。另外，也需要与其他治疗方法做比较，综合各种方法的优缺点后再做选择。

3 ）供体牙的选择

可以选择的牙齿有智齿、扭转牙、没有对颌牙的牙、正畸需要减数拔除的牙齿等基本没有功能的牙齿。

从牙齿形态的角度，尽量选择拔牙和术后根管治疗简单的，没有牙根弯曲或膨大的牙齿，避免选择有以下问题的牙齿：有较大的根尖病灶或根吸收、龈下龋、明显牙周病、牙根折断等。

另外，也要避免拔牙操作复杂或牙周膜面积极少的牙齿。

在牙根未完全形成的牙齿移植时，牙根形成到2/3是理想的移植时机。

4 ）受植区的状态

接受供体牙植入的牙槽骨最基本的要求是有充足的颊舌向及近远中向宽度，而且还要有足够的高度，如果还有足够的附着角化龈就更为理想。

受植区的牙槽骨不能有骨髓炎或囊肿等病变。骨密度对移植影响不大，但如果过于致密血运不佳，容易造成预后不良。

另外，有邻牙作为被移植牙术后固位源的环境更加有利，所以从有利到不利的环境依次是：中间缺损 > 游离端缺损 > 无牙颌。

必要的工具

- 牙科诊疗基本套装
- 局部麻醉
- T-Fix套装（根据需要备用结扎丝、牙固定夹板等）

- 拔牙相关器材
- 缝合相关器材
- 牙齿保存液

解剖及移植的时机（图2-19-1a~f）

需要了解拔牙后骨的变化，一般拔牙后的牙槽骨随着时间延长会发生吸收。牙

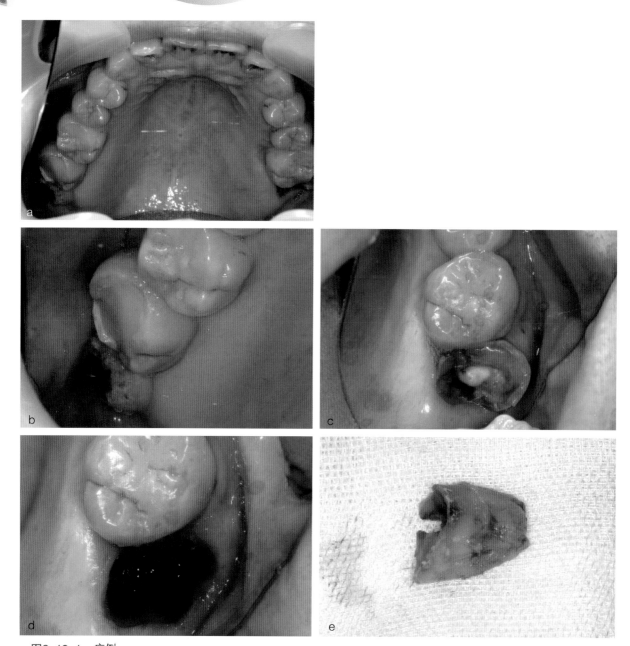

图2-19-1 病例。

a~c：7 无法保留，8 被选为供体牙。d，e：7 拔牙。

槽骨的宽度在拔牙后一年大概只剩下原来的一半左右，逐渐地附着牙龈也会消失，变成没有牙槽突的平坦的骨。也就是说，拔牙时间越久，对移植越不利。移植的理想时机是在拔牙后立刻到拔牙后1~2个月之内，这时骨吸收还没有特别明显。

笔者在牙槽骨或附着牙龈较少的情况下会选择在拔牙同时进行移植，其他情况在拔牙后1~2个月进行。1~2个月后的优点是，拔牙窝表面的牙龈恢复，所以有足量的牙龈可以包裹供体牙的牙颈部，而且在拔牙窝中形成了柔软的骨，很容易形成和供体牙根相同形状的受植窝。

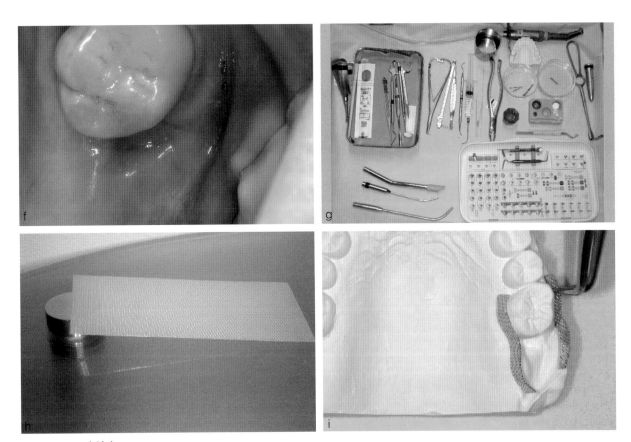

图2-19-1（续）
f：拔牙后两个月。g：移植器具。h，i：固定用网状夹板。术前在模型上切割弯制成大体合适的形状，可以节约手术时间。

病例

1）术前设计

大致测量供体牙牙颈部的宽度，根尖到牙颈部的高度，测量受植位置牙槽骨的颊舌径，近远中长度和深度，确认可以充分容纳供体牙的牙颈部。在上颌要确认到上颌窦底的距离，在下颌要确认到下牙槽神经的距离，注意避免穿通上颌窦或损伤神经。拍摄CT，利用种植分析软件，可以更加准确地制订计划。

2）术式（图2-19-1，图2-19-2）

（1）供体牙的拔牙（图2-19-1g）

拔牙时基本只使用钳子，避免损伤牙周膜。钳子的喙进入龈缘下方过深也会伤及牙周膜，所以不要放入过深，另外不要使用磨牙那种中间有根分叉尖的拔牙钳，要用智齿的拔牙钳，如果有移植用的钳子更好。牙挺会直接损伤牙周膜，原则上不能使用。要用左右摇晃和向上牵引等方法将牙齿安全拔出。

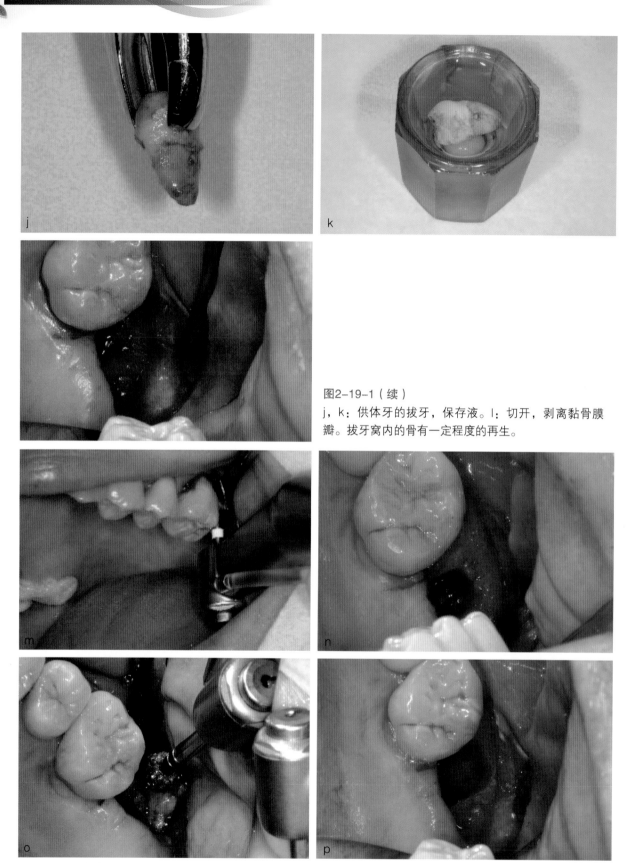

图2-19-1（续）

j，k：供体牙的拔牙，保存液。l：切开，剥离黏骨膜瓣。拔牙窝内的骨有一定程度的再生。

图2-19-1（续）

m～p：制备植入窝，骨质较软容易制备。

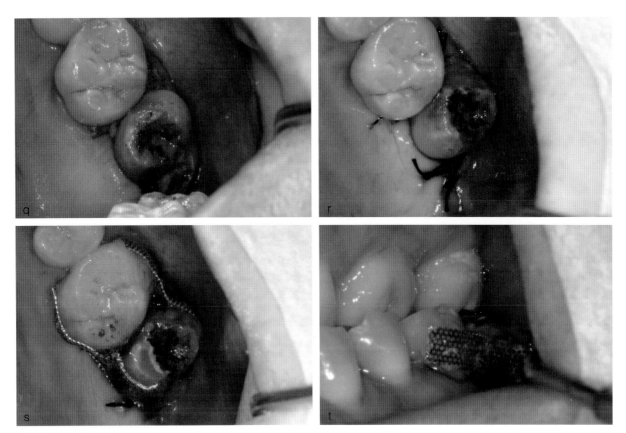

图2-19-1（续）

q~t：移植、缝合、固定。

拔出的牙齿放入保存液保存（参考牙外伤）（图2-19-1j、k）。其他液体会造成牙周膜细胞的损伤，因此如果没有保存液，可以先放回拔牙窝内暂时保存。

（2）受植区的种植窝备洞

牙槽嵴顶切开，翻颊舌侧黏骨膜瓣（图2-19-1l）。确认牙槽骨的形态，用球钻将种植窝大致按照供体牙的牙颈部大小和到根尖的长度制备完成（图2-19-1m~p）。牙颈部不要放入过深，这里基本不留缝隙，让大小一致；牙根部不能与骨面接触，制备时窝洞要扩大一些；根尖不能与骨紧密接触，要保持轻微分离的状态。

成型钻可以选择柄部较长的牙移植成型钻（低速手机用），但由于种植工具盒的骨成型钻有各种直径的钻头，代用起来效果也很不错。

（3）移植

将供体牙放到最稳定的位置（图2-19-1q）。多根牙移植时，牙冠方向可以与其原来的近远中及颊舌方向不同，但此种情况应该将改变的方向记录下来，避免后面做根管治疗时发生穿孔等并发症。

（4）缝合、固定

复位黏骨膜瓣，让牙龈紧密贴合供体牙，颊舌向缝合（图2-19-1r、s）。固定时可以让缝线在牙冠上方交叉，再颊舌向缝合，这样的交叉经过一段时间缝线可能

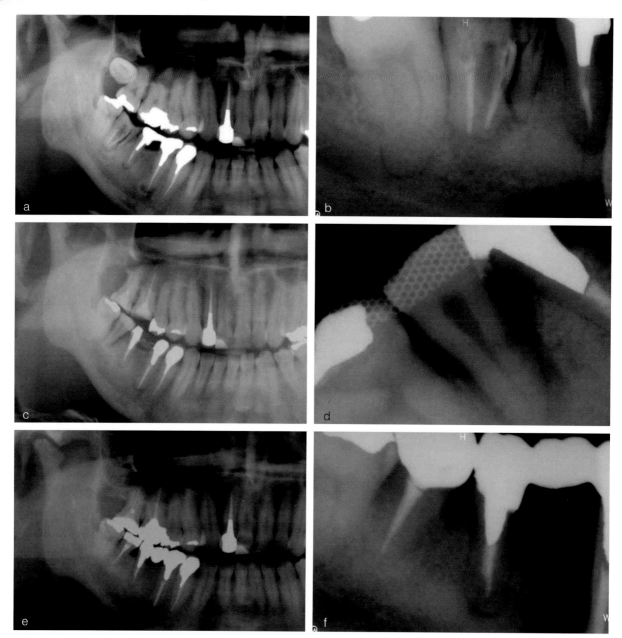

图2-19-2 拔除 6̄，用 8̲ 移植代替。
a，b：拔牙前。c，d：移植术后当天。e，f：术后1年。修复完成。

松脱，所以笔者在牙槽嵴顶将缝线颊舌向打结后，用网状固定夹板和4—META树脂把供体牙固定在邻牙上（图2-19-1h、i、t、u）。其后，调磨牙冠防止与对颌牙有咬合接触。

3）术后管理

（1）拆线，清洁

术后约1周拆线，告诉患者清洁时应使用软毛牙刷，用非常微小的力量来刷移植的牙。

（2）根管治疗

术后3周左右进行根管治疗。根管封药使用氢氧化钙制剂。

（3）去除固定装置

术后1～2个月去除固定装置。

（4）修复

固定去除后，确认移植牙没有叩诊疼痛和松动，移植3个月后可以进行修复。

与种植牙相比，移植牙最大的好处就是可以再现天然牙齿的结构，但缺点是需要使用供体牙，而且移植的成败很大程度上取决于选择的供体牙是否合适。自体牙移植只是修复缺牙部位的一种方法，要仔细审视各种方法的特点及患者口内外的情况，根据患者利益最大化的原则做出判断和选择。

20. 良性肿瘤的切除

森 良之

以乳头瘤为代表的上皮来源肿瘤，或者纤维瘤、黏液瘤、脂肪瘤、神经鞘瘤、骨瘤等非上皮来源的肿瘤，还有从唾液腺发生的、上皮成分和间充质成分来源的多形性腺瘤等，都是口腔颌面区域之中发病率较高的良性肿瘤。

另外，这个区域内还有独特的成牙组织来源的牙源性肿瘤。牙源性肿瘤又可以分为以成釉细胞瘤为代表的上皮性牙源性肿瘤、成釉细胞纤维瘤、牙瘤等混合性牙源性肿瘤、牙源性纤维瘤等间充质性牙源性肿瘤。

对于这些良性肿瘤，摘除或切除应是首选治疗方案。

诊断

1) 纤维瘤（图2-20-1a）

由成纤维细胞和胶原纤维形成的局限性肿瘤样增生病变当中，真性肿瘤极为罕见。本病以口底部黏液囊肿为初发症状，经过多年慢性刺激，反复自毁和复发，结果造成反应性增生细胞成分丰富的软性纤维瘤。

多见于中年以上的女性，发生在所有口腔黏膜覆盖区域。特别好发于容易受到机械性刺激的舌尖部和颊黏膜，极少的也有发生于颌骨内的病例。

纤维瘤通常为界限明确豆粒大小的肿瘤。表面比较光滑，基本不伴有溃疡。

2) 多形性腺瘤（图2-20-2a）

多形性腺瘤是唾液腺肿瘤中发生频率最高的良性肿瘤，约占60%。尤其以腮腺好发，但发生在小唾液腺的情况也很多，特别是在上腭较为多见，也可见于口唇、舌、颊部等位置。肿瘤发育迟缓，有表层存在时，触诊感觉硬质但有弹性，表面光滑，境界明显。

此类肿瘤虽被分类为良性肿瘤，但根据长期随诊观察，有恶变病例的报道，推荐予以彻底切除。

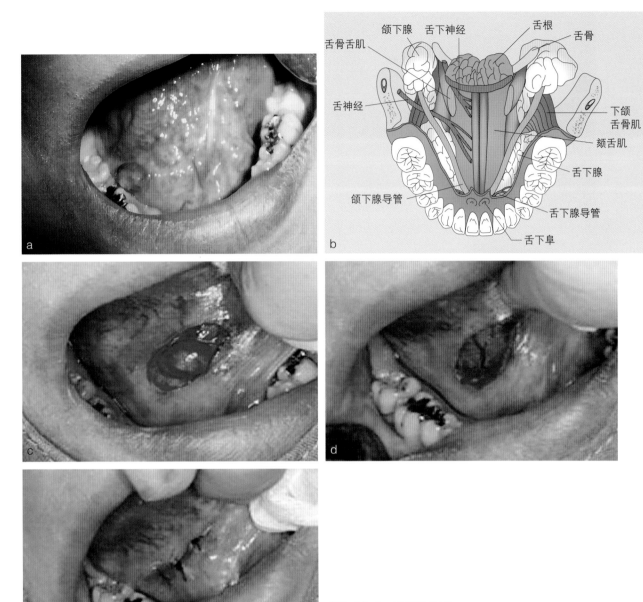

图中标注（b）：
颌下腺　舌下神经　舌根　舌骨
舌骨舌肌
舌神经
下颌舌骨肌
颏舌肌
舌下腺
颌下腺导管
舌下腺导管
舌下阜

图2-20-1　口底纤维瘤。
a：口底纤维瘤。b：口底区域解剖（根据Sobotta，2011年绘制）。c：以#15手术刀切开。d：切除肿瘤后。e：缝合。

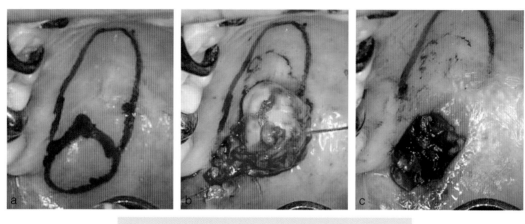

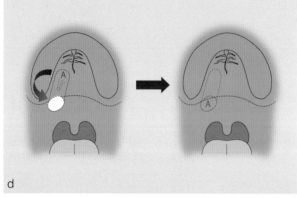

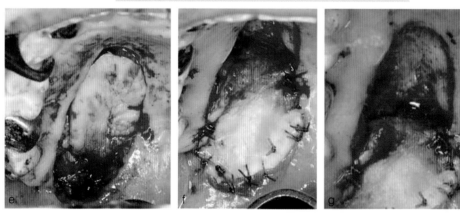

图2-20-2 上腭多形性腺瘤。

a：上腭多形性腺瘤。b：摘除肿瘤。c：摘除肿瘤后的组织缺损。d：黏骨膜瓣示意图。e：形成黏骨膜瓣。f：缝合黏骨膜瓣。g：PGA膜+纤维蛋白糊。

必要的工具

- 牙科诊疗基本套装
- 标记切开线的龙胆紫液
- 口角拉钩
- 口内照相用相机
- 表面麻醉剂、浸润麻醉用的工具及麻药
- 手术刀片（#15圆刀）
- 电刀

- 吸引器
- 尖刀
- 镊子（有齿、无齿）
- 黏膜剥离子、骨膜剥离子
- 缝线、缝针、持针器、纱布
- PGA（聚谷氨酸）膜
- 纤维蛋白糊

解剖

1）口底

口底黏膜下有下颌下腺导管、舌下腺、舌神经、舌深静脉等，切除肿瘤时需要注意避免损伤这些结构（**图2-20-1b**）。

2）上腭

上腭分为前2/3由骨支持的硬腭和后1/3由肌肉和结缔组织构成的软腭。中切牙舌侧的切牙孔中有鼻腭神经及鼻腭动脉穿出，第二磨牙的远中腭侧有腭大孔，其后方有腭小孔存在，分别有腭大神经、腭大动脉、腭小神经和腭小动脉走行。在切除上腭肿瘤时，务必注意这些神经血管。

术式

1）口底纤维瘤切除术

口底前方如小豆粒大小的纤维瘤可以在局部麻醉下进行切除。

①用龙胆紫液沿着肿瘤周围的前后长径标记出纺锤状的切口线；

②麻醉：2%利多卡因E+对黏膜进行浸润麻醉。此时，由于黏膜下存在有舌神经、舌深静脉、下颌下腺导管、舌下腺、小唾液腺等解剖结构，麻醉进针过深可能会伤及这些结构，因此要在黏膜下方浅层注射麻药。让黏膜呈现半透明的隆起即可；

③切开：用手或纱布将口底黏膜向前方牵引，使黏膜绷紧，用#15手术刀沿标记好的切口线切开（**图2-20-1c**）；

④肿瘤切除：用镊子夹持住瘤体向上牵拉，以#15手术刀将其于口底黏膜锐性分离（**图2-20-1d**）。这时可以看到黏膜下的血管和小唾液腺；

⑤确认止血：发现黏膜切除的断端等有出血，可以用电刀凝固止血；

⑥缝合：用4-0可吸收线缝合。这个部分的缝合如果使用尼龙线，术后患者可能会有舌下黏膜的刺痛不适，而且，为了避免拆线时的疼痛，应尽量使用可吸收线（图2-20-1e）。

2）上腭多形性腺瘤切除术

在上腭前部存在大豆大小的此类腺瘤时，可以在局部麻醉下进行切除，但在全麻下进行手术将更为安全。

①用龙胆紫液沿着肿瘤周围及其前方的由腭大动脉供血的黏骨膜上标记切口线；

②麻醉：2%利多卡因E+对黏膜进行浸润麻醉。此时，在黏膜浸润麻醉后，以针尖触及骨面在骨膜下注射麻药，即hydro-dissection（水压骨膜分离），这样后面翻黏骨膜瓣时会更加容易；

③肿瘤切除：在肿瘤周围用#15手术刀切开，将其从周围组织中剥离，过程中注意不要将肿瘤的包膜弄破。此时可以看到周围有很多小唾液腺，要尽可能地将这些腺体予以摘除（图2-20-2b）。肿瘤切除后，软腭部分会出现组织缺损（图2-20-2c）；

④上腭黏骨膜瓣的设计：在硬腭的黏膜区设计一个以腭大动脉为血供来源的黏骨膜瓣。游离后将其旋转180°，覆盖软腭的组织缺损（图2-20-2d）；

⑤分离上腭黏骨膜瓣：沿设计切口用#15手术刀切开黏骨膜，充分游离腭大神经血管束，将黏骨膜瓣分离（图2-20-2e）；

⑥黏骨膜瓣的缝合、关闭：将黏骨膜瓣旋转180°，覆盖肿瘤切除后的组织缺损区域，用4-0的可吸收线将其与软腭黏膜缝合（图2-20-2f）。转瓣所露出的骨面用PGA膜和纤维蛋白糊覆盖（图2-20-2g）。术后戴用腭护板。

良性肿瘤的切除与恶性肿瘤切除的区别在于，不需要设计肿瘤周围的安全范围。但是，如果肿瘤的包膜破裂，会有复发的可能性，因此务必注意不要切到肿瘤的瘤体，仔细分离后将肿瘤摘除。

参考文献

[1] Sobotta atlas of human anatomy. 15th ed. Vol. 1. Elzevire, 2011.

[2] Chikazu D, Mori Y, et al. Intraoral reconstruction of the soft palate following tumour resection using a mucoperiosteal flap supplied by the greater palatine vessels. Asian J Oral Maxillofac Surg. 2007 ; 19 (4) : 203-206.

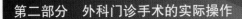

21. 牙龈瘤

山下雅子

牙龈瘤是牙龈局限性肿瘤状病变的总称（图2-21-1）。由持续性的局部炎症或机械性刺激而形成。发生自骨膜或牙周膜间隙，基本没有真性肿瘤，但如果不连同骨膜和牙周膜间隙一并切除并对骨面进行处理，很容易复发。基于以上要点本文对牙龈瘤做介绍。

诊断

术前在X线片上要确认牙龈瘤基底部所涉及牙齿的牙槽骨吸收和牙周膜间隙扩大的程度，根据其状态，讨论是否在切除时一并拔牙。

牙龈瘤有多种类型，包括富含毛细血管颜色赤红的肉芽肿性牙龈瘤，肉芽组织慢性化变成带有白色且质地较硬的纤维性牙龈瘤，还有在纤维性牙龈瘤内部伴有硬组织的骨性牙龈瘤。妊娠期发生的妊娠性牙龈瘤在产后会缩小消失，因此这种牙龈瘤首选随诊观察。

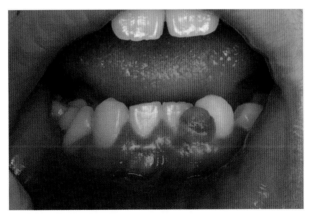

图2-21-1 牙龈瘤。

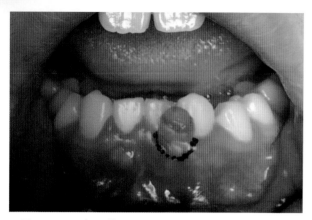

图2-21-2 切口线。
在基底部设计切口线。

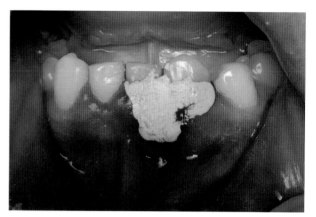

图2-21-3 牙周塞治剂（SURGICALPACK口腔用）。
口腔用SURGICALPACK塞治剂容易粘手套，不方便加压，这时可以垫着浸湿的纱布挤压塑性。

必要的工具

- 牙科诊疗基本套装
- 表面麻醉剂、浸润麻醉用的工具及麻药
- 手术刀片（#11尖刀、#15圆刀）
- 缝线（4-0丝线、尼龙线）、缝针、持针器、纱布

- 镊子（有齿、无齿）
- 骨膜剥离子、黏膜剥离子
- 球钻
- 止血压板
- 牙周塞治剂

解剖

不涉及重要的解剖结构。

术式

1）切口的设计

在牙龈瘤基底部以下留出2~3mm安全距离，将切口设计在健康牙龈上（图2）。根据牙龈瘤的蒂部其病因牙的关系。

2）局部麻醉

在手术部位周围的黏膜涂布表面麻醉剂，几分钟后，对骨膜下进行充分的浸润麻醉。

3）切开、摘除

用#15或#11手术刀在基底部切透黏膜直达骨膜，用骨膜或黏膜剥离子将牙颈部和牙龈瘤基底部的骨膜剥离、切除。牙槽骨面和病源牙的牙周韧带和牙周膜要用球钻磨除一层。用尖锐挖匙搔刮、清洗。以牙周塞治剂（SURGICALPACK口腔用）或护板覆盖并压迫创面（图2-21-3）。

伴有骨增生时，用骨凿将增生部分整块去除，用骨平整钻修整尖锐的骨边缘。

牙龈瘤是相对常见的一种病变，在充分做好鉴别诊断的基础上，必须进行外科处置。原发位置的牙周膜和骨膜都要切除掉，这样才可能在保留牙齿的同时避免复发，因此在切除牙龈瘤后对骨面的处理也非常重要。

22. 唾液腺结石的处置

野口忠秀

　　唾液腺结石是发生在唾液腺内部或唾液腺导管内的结石，因结石而导致唾液腺肿胀或疼痛的病症被称为涎石病。在大唾液腺（腮腺、下颌下腺、舌下腺）中，主要发生于下颌下腺，而在腮腺、舌下腺或小唾液腺发生的情况极为少见。

　　唾液腺结石的主要成分是碳酸钙和磷酸钙，缓慢层状沉积而形成结石。结石从1mm到数厘米大小不等，形状从圆形到细长形（沿着导管形状生长）也各不相同。

　　唾液腺结石多数没有症状，很多情况下，是在牙科医院拍摄全景片时偶然发现的。一般来说，唾液腺结石可能会造成唾液的排出障碍，从而导致唾液腺肿胀或疼痛，另外下颌下腺或导管内的感染也可能导致有脓液排出。炎症反复发作还可能造成下颌下腺硬化或功能低下。

诊断

　　唾液腺结石的代表症状为进食时出现疼痛（唾液腺疝痛）或下颌下腺的肿胀等，用双手合诊可以触摸到结石就更容易诊断。另外，影像学检查十分有用，尤其是CT，对判断结石存在于腺体内还是导管内有很大优势。

必要的工具

- 牙科诊疗基本套装
- 表面麻醉剂，浸润麻醉用的工具及麻药
- 手术刀片（#11尖刀以及#15圆刀）
- 缝线（4-0丝线、5-0尼龙线）、缝针、持针器、纱布、剪刀

- 血管阻断带
- 镊子（有齿、无齿）、蚊式钳
- 牙科挖匙、牙科探针
- 电刀
- 唾液腺探测条
- 标记切开线的龙胆紫液

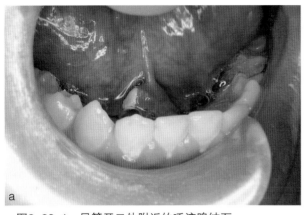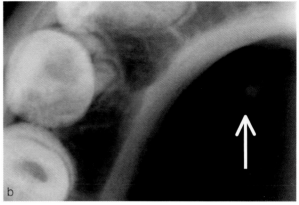

图2-22-1　导管开口处附近的唾液腺结石。
a：结石从开口处部分露出。b：咬合法拍X线片。确认下颌骨内侧有钙化物（箭头）。

治疗方法

发现涎石病，基本都要取出结石，但根据结石的位置和大小可以选择不同的方法。如果确认结石在导管内，从口内入路，切开结石上方的黏膜和导管，就可将其取出。

对于下颌下腺腺体内的结石或反复感染的下颌下腺等，可以选择将下颌下腺整体摘除。

解剖

必须彻底掌握下颌下腺、舌下腺以及各自导管的相关解剖位置关系。口底黏膜与下颌舌骨肌之间是舌下腺的位置，其导管沿着舌下皱襞开口。而下颌下腺导管则在舌系带外侧的舌下阜开口，在舌下腺的上内侧向后方走行。在口底后方由下颌升枝内侧下行的舌神经从下颌下腺导管下方与其交叉，向前上方走行。特别是在要取出下颌下腺导管深部的结石时，一定要慎重操作。另外，下颌下腺导管附近伴行有舌下动脉和舌静脉，将其损伤会造成术野不清，务必注意。

术式（唾液腺结石摘除术）

下颌下腺导管内的结石根据其位置不同，难度差异也很大。

1）导管开口附近的结石（图2-22-1）

对于结石位于导管开口附近，一部分露出或透过软组织可见的病例，可以用手

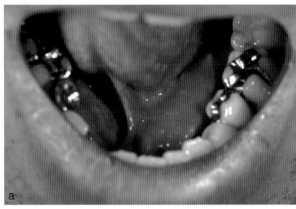
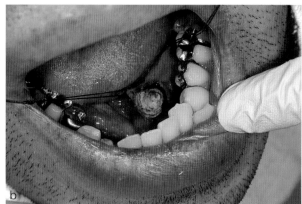
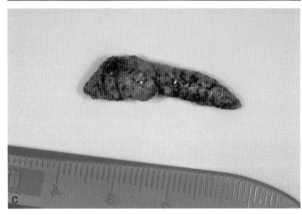

图2-22-2　结石位于后方通过黏膜无法看到的情况。
a：左侧口底黏膜轻度肿胀。b：触诊定位结石，切开其正上方的黏膜，将结石取出。后方要临时结扎一条缝合线，防止结石向深处移动。c：取出的结石。

术刀将开口处切开扩大，将结石取出。将#11手术刀的尖端从开口处插入切开即可。切开的创口不要缝合，保持其开放。

2）结石在更后方无法看见的情况（图2-22-2a）

触诊摸到结石，在其正上方浸润麻醉，用手术刀在口底黏膜上平行舌下皱襞切开，用蚊式钳或剪刀分离显露下颌下腺导管。切开结石上方的导管壁，取出结石（图2-22-2b、c）。下颌下腺导管不用缝合，只将口底黏膜轻轻缝合（搭在一起就行）。由于结石较小可能向更深处移动，需要在结石后方临时结扎一条缝合线防止其向后移动。

3）结石在后方的情况（舌神经与下颌下腺导管交叉处到导管移行部，图2-22-3a、b）

如果结石可以通过双手合诊在口内触及，可以选择口内法治疗。

在口底黏膜进行浸润麻醉后，与舌下皱襞平行切开口底黏膜（图2-22-3c），用蚊式钳或剪刀分离显露下颌下腺导管。沿导管向后方剥离。可以看见到从导管下

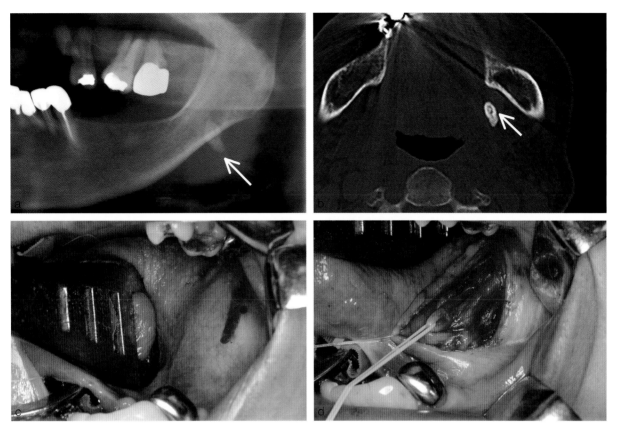

图2-22-3 结石位于后方的情况。

a：全景片。可见边界清晰的钙化物（箭头）。b：CT。下颌内侧可见边界清晰的钙化物（箭头）。c：与舌下皱襞平行切开口底黏膜。d：用蚊式钳分离显露下颌下腺导管（被黄色结扎带牵拉者）。可以看到舌神经从导管下方交叉向前内方走行。

方交叉向前内方走行的舌神经（图2-22-3d）。继续剥离导管，可以确认到类似结石的硬物时（透出黄白色就基本可以简单确认，也可以用牙科探针等探知硬物以做判断），切开结石正上方的下颌下腺导管，取出结石（图2-22-3e～g）。可以让助手用手指从口外将下颌下腺向口腔内挤压，这样操作会更加简便。

结石周边的导管可能由于炎症和周围组织黏连愈合，因此有时会很难分离出下颌下腺导管和舌神经。取出结石后轻轻缝合口底黏膜。

4）结石位于下颌下腺内部，口内无法触及的情况

选择口外切开法将下颌下腺摘除。

作为替代方法，近几年有很多机构引进了唾液腺内窥镜，开展了微创结石摘除术。单独用内窥镜无法摘除结石的情况下，也可以用内窥镜作为引导，并用口内法或口外切开法（Combined Approach），或者并用钬YAG激光击碎结石。

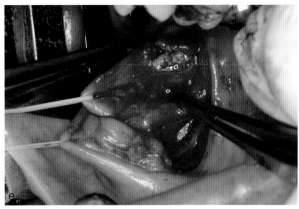
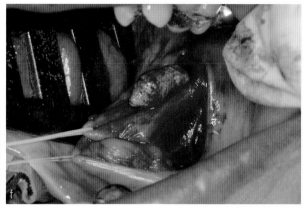
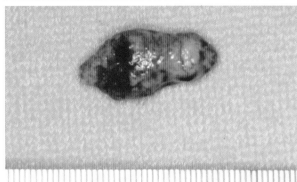

图2-22-3（续）

e：在结石正上方切开下颌下腺导管。f：将结石完整取出。g：取出的唾液腺结石。

参考文献

[1] 松延　毅ほか. 唾液腺管内視鏡を用いた唾石の新しい治療法. 口咽科. 2009；22：191-197.

[2] 崎谷恵理，吉原俊雄. Sialendoscope を用いた唾液腺手術. 頭頸部外科. 2014；24：19-22.

[3] 濱島有喜. 名古屋市立大学における唾液腺内視鏡手術における問題点と工夫. 口咽科. 2015；28：53-57.

[4] 辻村美佳ほか. 内視鏡で観察した顎下腺唾石摘出. 耳鼻咽喉. 2008；101：896-897.

第三部分　术后管理

1. 术后抗生素、止痛药的使用

仙名智弘

抗生素

给予抗生素的目的大致分为治疗性给药、预防性给药。

治疗性给药：牙源性感染、术后感染等的治疗。

预防性给药：预防术后感染、预防感染性心内膜炎等。

这里对预防性给药做以介绍。

1）预防术后感染（SSI：Surgical Site Infection）

为预防拔牙等口腔外科处置后的感染，给予抗生素治疗。口腔的术后感染的致病菌多是口腔的常驻菌（链球菌或口内厌氧菌），因此首选青霉素类药物。对β-内酰胺类抗生素过敏的患者多采用克林霉素代替。根据SSI风险因素（表3-1-1）和外科处置内容（表3-1-2）确定给药量、给药时间。普通拔牙（没有SSI风险因素、心内膜炎因素）不推荐进行预防性给药。

表3-1-1　SSI高风险因素的定义（根据日本化学疗法学会等，2016制作）

符合下列任何一项情况者。	
1. 美国麻醉协会术前状态分类≥3（糖尿病等）	5. 术后血糖控制不佳（＞200mg/dL）
2. Ⅲ类创口（Ⅳ类不适用预防性给药）	6. 术中低体温（＜36℃）
3. 长时间手术（各种术式的手术时间＞第75百分位）	7. 紧急手术
	8. 使用激素，免疫抑制剂
4. BMI≥25	9. 对术区进行了术前放射投照
	10. 高龄者（关于年龄要根据不同病例来评估）

表3-1-2　根据外科处置内容的SSI标准（根据日本化学疗法学会等，2016制作）

术式	推荐抗生素	单次给药量	给药时间
拔牙（没有SSI风险因素、IE风险因素）	不推荐用药		
拔牙（有SSI风险因素）	AMPC（口服）	250mg~1g	单次~48小时
拔牙（IE风险因素中、高）	AMPC（口服）	2g	单次
下颌埋伏智齿拔除手术	AMPC（口服）	250mg~1g	单次~48小时
口腔种植体植入手术	AMPC（口服）	250mg~1g	单次~48小时

术前1小时服用，以确保手术开始时血液中有足够的血药浓度。连续给药时间超过48小时可能会造成耐药性，以短期给药为原则。关于术后预防性口服抗生素的使用，耐药性已经成为很大的课题，因此请正确应用抗生素。

2）预防感染性心内膜炎（IE：Infective Endocarditis）

IE是一种呈现多样临床表现的全身性败血症性疾病，其表现有心脏瓣膜、心内膜和大血管内膜上形成细菌块（赘生物，Vegetation）、菌血症、血管栓塞、心功能障碍等。

对于在IE风险分类（表3-1-3）中有中度风险以上的患者，进行存在引起IE风险的处置（表3-1-4）时，有必要讨论给予预防性抗生素治疗。

表3-1-3　IE风险病例中推荐预防性抗生素给药的牙科处置（根据日本心血管学会等，2017制作）

强烈推荐进行预防性给药	【口腔外科领域】 所有伴有出血，可能诱发菌血症的有创性牙科处置（拔牙等口腔外科手术、牙周外科手术、种植手术、龈下刮治、感染根管处置等）
不推荐进行预防性给药	非感染部位的局部浸润麻醉、牙科正畸处置、拔髓处置

表3-1-4　伴有有创处置的IE风险分类（根据日本心血管学会等，2017制作）

高风险群	推荐预防性抗生素给药	人工瓣膜置换后的患者
		IE既往病史
		复杂性紫绀型先天性心脏病
		体-肺动脉分流术患者
中风险群	建议预防性抗生素给药	几乎所有的先天性心脏病（除单纯房间隔缺损）
		后天性瓣膜病
		闭锁性肥厚型心肌病
		伴有反流的二尖瓣脱垂
		植入有起搏器或除颤器等人工装置的患者
		长期留置中心静脉导管的患者
低风险群	无须预防性抗生素给药	房间隔缺损（继发孔型）
		根治术后6个月以上没有残余分流的先天性心脏病
		冠状动脉搭桥手术
		没有反流的二尖瓣脱垂
		生理性或功能性心脏杂音
		不伴有瓣功能不全的川崎病史
		不伴有瓣功能不全的风湿热病史

表3-1-5　感染性心内膜炎的抗生素预防给药（根据日本心血管学会等，2017制作）

给药方法	β-内酰胺类抗生素过敏	抗生素	给药量	给药次数	备注
可以口服给药	无	阿臭西林	2g	单次	处置前1小时
	有	克林霉素	600mg		
		阿奇霉素	500mg		
		克拉霉素	400mg		

基本上，推荐在术前1小时以内单次口服阿莫西林2g（表3-1-5）。如果有β-内酰胺类抗生素过敏，则推荐使用克林霉素、克拉霉素、阿奇霉素。

牙科领域经常使用的第三代口服头孢类抗生素（MEIACT®、FLOMOX®、Cefzon®等），对口腔链球菌效果良好，但因其在血液中的浓度不升高，无法保证血药浓度及持续时间，不推荐作为IE的预防性抗生素。

请定期确认与抗生素使用相关的指南修订。

止痛药

口腔外科领域中很多处置术后会伴有疼痛，对于这种疼痛的处理也是术后管理的重要一环。术后疼痛多数是"侵害接受性疼痛"，但也要与"神经障碍性疼痛"相鉴别。这里对以下4类口腔外科领域中使用的止痛药做以介绍。

1）解热镇痛药（对乙酰氨基酚）

与非甾体抗炎药相比副作用和相互作用比较少，儿童及孕妇、哺乳期妇女都可以安全使用。适当用量即可获得充分的镇痛效果，在多数指南中作为首选药物。但是，在口腔外科领域中，多数情况需要镇痛的同时有抗炎作用，而对乙酰氨基酚没有抗炎作用。

2）非甾体抗炎药（NSAIDs：Non-Steroidal Anti-Inflammatory Drugs）

牙科领域中常用洛索洛芬钠水合物（LOXONIN®）和双氯芬酸钠（Voltaren®）。两者均是以抑制COX-1/COX-2来起到消炎镇痛的效果。副作用（表3-1-6）很多，也有相互作用（表3-1-7），给药时必须予以注意。近年来出现了对消化器官影响较小的COX-2选择性抑制剂塞来昔布（CELECOXIB®），是一种适合长期给药的药物。

3）鸦片类镇痛药

口腔外科领域可以选择鸦片类镇痛药是因为会遇到难以使用NSAIDs的情况，比如患者有哮喘病史或消化系统功能障碍、肾功能障碍等全身性问题。弱鸦片类药物盐酸曲马多片（TRAMCET®），在应对慢性疼痛、拔牙后疼痛时属于保险范围内的

表3-1-6　NSAIDs共通的副作用（日本缓和医疗学会，2014）

部位	症状
胃肠	腹痛、恶心、食欲不振、胃糜烂、溃疡、胃肠道出血、穿孔、腹泻
肾脏	水、电解质潴留、高钾血症、浮肿、间质性肾炎、肾病综合征
肝脏	肝功能检查数值异常、肝功能不全
血小板	血小板活化障碍、出血风险增加
过敏症	血管（运动）神经性鼻炎、血管浮肿、哮喘、荨麻疹、支气管哮喘、低血压、休克
中枢神经系统	头痛、目眩、错乱、抑郁、痉挛的阈值低下
皮肤·黏膜	皮疹、光过敏症（特别是苯丙酸类）、白塞综合征、中毒性表皮坏死症
妊娠	妊娠时间延长、分娩障碍、胎儿动脉管闭锁

表3-1-7　NSAIDs应注意的相互作用（一户，2020）

产生相互作用的药物	相互作用
抗凝血药（华法林）	抗凝作用增强，出血倾向增强
降压药	ACE阻断药和利尿药的效果减弱
糖尿病治疗药	降血糖作用增强，导致低血糖
甲氨蝶呤	血药浓度升高出现副作用
新沙星类抗生素	降低痉挛阈值，诱使痉挛发作

药物，但因其是含有对乙酰氨基酚的复合剂，给药时需要注意。

4）针对神经障碍性疼痛、三叉神经痛的镇痛药

神经障碍性疼痛的药物疗法指南中，首选药物是普瑞巴林（LYRICA®）和阿米替林（TRYPTANOL®），开处方时必须注意其副作用（站立不稳、目眩、困倦等）。

对于三叉神经痛卡马西平（Tegretol®）效果显著。但其药物过敏出现率高，给药时需要慎重。

参考文献

[1] 日本化学療法学会，日本外科感染症学会. 術後感染予防抗菌薬適正使用のための実践ガイドライン（2016年）. 日化療会誌；2016.

[2] 金子明寛. 歯科·口腔外科感染症. 日本感染症学会，日本化学療法学会編. 抗菌薬使用のガイドライン. 協和企画，2005.

[3] 日本循環器学会ほか. 感染性心内膜炎の予防と治療に関するガイドライン（2017年改訂版）

[4] 一戸達也編. 歯界展望別冊／Q&A 歯科のくすりがわかる本 2020. 医歯薬出版，2020.

[5] 日本緩和医療学会がん疼痛治療ガイドライン作成委員会編. がん疼痛の薬物療法に関するガイドライン2014年版. 金原出版，2014.

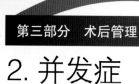

2. 并发症

作山 葵

门诊手术时，应时常把发生某种并发症的可能性放在心里再开始手术，这一点非常重要。只有这样，当并发症发生时才能冷静应对。

术后感染

一般比较容易感染的因素有：①糖尿病；②使用皮质激素；③免疫治疗；④营养不良；⑤肥胖。对于容易感染的患者，比起术后给药，更应该考虑术前给药。术前给药，获得适度的血中、组织内药物浓度，可以降低术后感染的风险。用药时需要注意抗生素的过敏以及肝肾功能。

另外，有创口排脓或可触及波动感时，切开创部进行引流也很重要。这样可以避免病情加重。

术后出血

要预防术后出血，术中细致完美的止血至关重要。容易出血的因素有：①凝血异常或口服抗凝药物；②血小板减少或口服抗血小板药物；③使用皮质激素；④肥胖；⑤高龄。

术后出血分为早期出血和后期出血，早期出血发生在术后24小时内，这是由于局部麻醉等术中收缩的血管重新舒张而引起的出血。后期出血是术后第5天以后发生的出血，这是由于血栓松解引起的。

关于术后出血的对应，首先要使用纱布压迫，无法止血时使用BOSMIN或SURGICEL®、AVITENE®等止血剂，再使用骨蜡、电刀或通过血管结扎进行止血。另外，对于凝血异常、服用抗凝药、血小板减少的患者，在术前采血的血液凝固检查中应该提前予以确认。即使应用了SURGICEL®、AVITENE®等止血剂，也要认真进行缝合，术前制作好止血护板。

为了将术后出血可能降到最低，需要做到：①干净地切开；②切开及关创时进行止血检查；③术中轻柔的处理组织。

术后疼痛

如果拔牙数日后仍然有剧烈疼痛，而且可以探及拔牙窝骨面时应怀疑发生了干槽症。干槽症是由于血块没有充分形成，骨面暴露而产生的。应对方法为：用生理盐水洗净拔牙窝，用丁香油水门汀或阿奇霉素软膏纱布等保护拔牙窝，追加给予抗生素和止痛药。观察一周后，去除水门汀或纱布确认骨面露出的状态。如果还可以确认到骨面有露出，可以再次用水门汀或纱布保护，让拔牙窝不要发生感染等待二期愈合。

而如果是没有发现骨面露出，疼痛原因不明的情况，要拍摄X线片，确认拔牙窝的状态。X线影像上没有问题时，追加给予抗生素和止痛药，注意预防感染，随诊观察。如果长期持续疼痛，要评估是否有骨髓炎。

肿胀

有排脓或可以触及波动的时候，应在局部麻醉下切开排脓并用生理盐水等进行冲洗，给予抗生素和止痛药。没有排脓不能触及波动时，给予抗生素和止痛药后随诊观察。颈部肿胀强烈时，要拍CT来评估咽喉部是否有脓肿形成。

创口裂开

如果创口裂开，要露出新鲜创面再次缝合，为预防感染，用生理盐水等洗净创口，预防性给予抗生素。

神经麻木

下颌后牙区拔牙或阻滞麻醉等出现下牙槽神经麻木的时候，用SW检测的方式确认麻木范围及程度，给予维生素药物（Methycobal®）。目前，神经营养药物（ADETPHOS®）属于非保险药物。最重要的是，在术前签署拔牙知情同意书的时候，要对神经麻木的风险做充分说明，并征得患者的同意。

发热

术后1～2天有37℃左右的发热可以认为是拔牙造成的影响。但通常拔牙后的发热是一过性的，不会持续超过2～3天。这以后还继续发热，要怀疑有拔牙术后感染或其他疾病。术前要确认患者是否有感冒等情况，在拔牙前检查身体状态十分重要。

瘀斑

拔牙时会造成内出血，表现在皮肤上会形成瘀斑，不用担心，通常1~2周就会消退，随诊观察即可。

气肿

拔除下颌智齿过程中，在分割牙冠时常使用高速涡轮手机。涡轮手机会使空气进入创口，造成气肿。这时，要停止使用涡轮手机，与患者说明经过一段时间气肿会自然消退。通过触诊时的捻发音来确认气肿出现的范围，也可以拍摄CT确认。另外，为预防感染应给予抗生素。通常1周内症状就应改善。

上颌窦穿孔

上颌磨牙拔牙时，可能出现上颌窦的穿孔。如果是2~3mm小型穿孔，可以早期自然愈合，没有问题，但要和患者说明会有轻度的鼻血。5mm以上的穿孔多数难以自然愈合，应该在颊侧的黏骨膜瓣上做减张切开，将拔牙窝缝合关闭或者在腭侧转瓣缝合关创。

上颌窦炎

术后发生上颌窦炎，首先需要给抗生素治疗。抗生素最好用沙星类药物。但是，如果遇到更强的炎症，应从拔牙窝或上颌窦骨壁薄弱的部分穿入上颌窦进行引流。用冲洗针插入，进行窦内清洗。让冲洗液从鼻腔中流出，到炎性液体完全清除为止，尽可能频繁冲洗，直到创口闭锁。

牙根误入上颌窦或口底

特别容易发生牙根误入上颌窦的是上颌第一磨牙的腭侧根。此牙根向上颌窦内突出的比例较高，分根拔除时容易造成牙根误入上颌窦。术前用X线确认根尖的状态，与患者进行充分的说明。一旦发生误入，要扩大拔牙窝，尝试用吸引器或冲洗取出。如果这样仍无法取出，要拍摄CT，在尖牙窝或者第一磨牙正上方的骨壁上开窗，取出误入的牙根。上颌磨牙拔牙时要注意，不要用牙挺朝根方推挤牙根。

　　拔除下颌智齿时，牙根向舌侧误入口底的情况比较罕见，一旦发生，可将骨缺损区域稍微扩大，若有可能从缺损处用吸引器将其取出。如果还无法取出，则需要剥离骨膜，用挖匙等探查取出。此处舌侧骨旁有舌神经走行，因此操作时要十分谨慎，避免引起舌神经麻木。

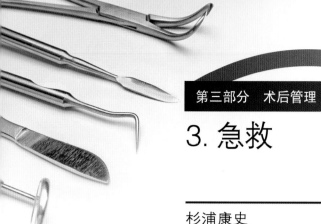

3. 急救

杉浦康史

在牙科治疗中，可能在诊疗过程中或诊疗前后发生非意图性的系统性偶发症状。要熟悉牙科治疗中的系统性偶发症状，并采取适当的应对措施，比如患者突然发生心脏骤停或类似的状况，应立即采取基础生命支持（BLS）措施。

牙科诊疗中的系统性偶发症状

1）血管迷走神经反射

这是牙科治疗和口腔外科门诊手术中发生频率最高的系统性偶发症状。

由于不安、紧张或疼痛刺激，出现心率降低、血压下降，有时还有视线模糊或意识不清等症状。应将患者放至水平位使其保持安静。

2）过呼吸综合征

不安或精神上、身体上的压力，可以引起过呼吸。出现头晕、意识不清、四肢麻木、手部抽搐、心悸、胸痛、呼吸困难、腹痛等多种症状。必须采取缓解紧张和不安的对策。

3）局部麻醉药物中毒

由于局部麻醉药物使用过量，或直接注射进入血管内等引起的中毒症状。以不安、兴奋、头痛、心动过速等为初期症状，可以发展为全身痉挛，最后出现意识丧失，呼吸障碍、血压降低、心脏骤停等症状。应立刻监测生命体征，紧急吸氧，并确保末梢静脉通路。对全身痉挛者静脉给予咪达唑仑，出现心脏停搏者应立即采取基础生命支持措施。

4）血管收缩剂的反应

由局部麻醉药物所含的肾上腺素引起，出现头痛、心悸、血压升高、心动过速、心律不齐等症状。作为应对方法，应给患者吸氧，并监测其生命体征。

5）变应性休克

可以表现出以下症状：皮肤症状（出疹等）、呼吸系统症状（哮喘、呼吸困难），循环系统症状（血压降低、心脏骤停），消化系统症状（腹痛、呕吐、腹泻）。应予以吸氧，监测生命体征，保证静脉通路，快速输液。有心脏骤停时，应立即采取基础生命支持措施。根据需要使用肾上腺素和副肾上腺类固醇皮质激素。

基础生命支持（BLS：Basic Life Support）

患者无反应，无呼吸或没有正常呼吸（濒死呼吸），短期痉挛发作，或者10秒内无法确认到患者脉搏，要意识到出现了心脏骤停，应立即呼叫急救并开始进行心肺复苏（CPR），开始胸外按压。

为进行心肺复苏，患者要采用仰卧位，但在牙椅上发生时，要将患者放至水平，并在牙椅背板下方放入椅子固定，以进行稳定的心肺复苏。

基础生命支持的流程如下：

①确认周围环境安全；

②确认患者反应。轻拍患者肩膀，大声询问"不要紧吧？"；

③如果没有反应，大声叫人支援；

④拨打120急救，呼叫急救人员；

⑤确认呼吸和脉搏（如有可能同时进行）。

- 呼吸可以在10秒内确认胸廓是否上下起伏
- 脉搏通过触摸颈动脉测得

⑥开始心肺复苏（没有正常呼吸，或只有濒死呼吸，没有脉搏的情况下）。

- 按C（胸外按压）→A（开放气道）→B（人工呼吸）的顺序进行。
- 胸外按压和人工呼吸的比率为30:2，无法人工呼吸时，仅进行胸外按压

胸外按压（*成人）（图3-3-1）

- 左手的掌根放在胸部中央（胸骨的下半部）
- 右手置于左手上同样以掌根接触
- 以每分钟100-120次的速率压迫胸骨
- 压迫深度，成人为5cm（儿童为胸部厚度的1/3）

开放气道（图3-3-2）这里介绍仰头抬颏法

- 单手放于患者额部，用手掌下压使头部向后仰高
- 另一手的手指放于患者颏部
- 将下颌抬起，不让颏部向前移动

人工呼吸（呼吸球囊面罩；图3-3-3）

- 在患者头部正上方位置操作
- 将患者颈部向后弯曲，以患者鼻子为引导就位面罩
- 单手食指和拇指做"C"形置于面罩一侧，将面罩边缘压在脸上
- 剩余手指（3根手指呈"E"形）将患者下颌角度抬高，开放气道

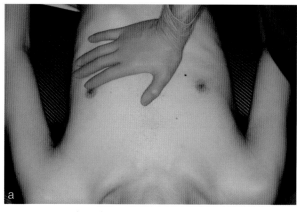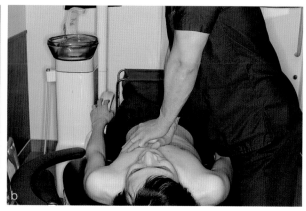

图3-3-1　胸外按压。
a：位置在胸部中央（胸骨的下半部）。b：施救者的位置。在牙椅背板下方放入椅子固定。

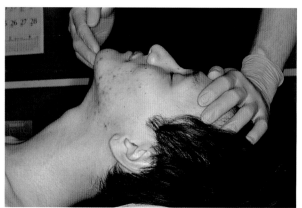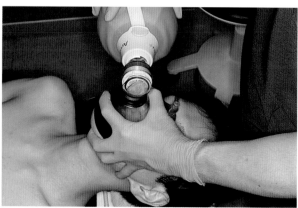

图3-3-2　仰头抬颏法。

图3-3-3　一边抬高下颌一边按住面罩的方法（EC法）。

- 另一手挤压呼吸球囊（1秒1次），并确认患者胸廓上升

⑦AED（自动体外除颤器）

- 持续胸外按压30次/人工呼吸2次的循环，得到AED后立刻使用
- 打开箱子，开启AED电源
- 在胸部贴好AED电极片（如果胸部湿润，应擦干以后再贴）

AED检测心率，符合除颤指征会有声音警告，此时施救人员需离开患者，按下除颤按钮。

除颤后，如不需再次除颤，应立即重启胸外按压等心肺复苏流程。AED电源保持接入状态，反复进行AED和心肺复苏。

尽量减少胸外按压的中断时间。

⑧观察到患者睁眼，有身体活动，如果可以自主呼吸，即可停止心肺复苏，继续检测生命体征。有可以进行高级生命支持（ALS）的救护人员到场后可以转交患者继续处置。

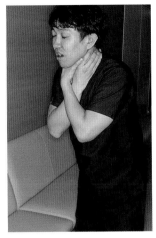 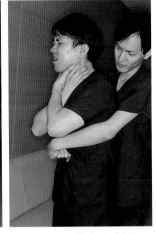

图3-3-4　窒息的征兆。　　图3-3-5　海姆立克法。

异物造成气道狭窄

出现气道阻塞症状，如声音嘶哑、咳嗽、紫绀、双手"V"形卡在喉部（图3-3-4），应进行清除异物的处置。交替使用拍打背部法和海姆立克法，将异物排出。

1）拍打背部法

从患者后方，以手掌根部在左右肩胛骨中间连续强力拍打。

2）海姆立克法（图3-3-5）

施救者站在患者身后，右手握拳以拇指指掌关节抵住肚脐附近位置，左手扶住右手，迅速向上向内冲击。到异物排出为止反复操作。不适用于孕妇或肥胖者。

一旦发生心脏骤停，即使是熟练的医生也可能无法冷静地采取行动，所以，首先要召集其他人帮忙，不要一个人处理。

虽然有必要按步骤地展开心肺复苏，但如果情况紧急，可以先开始、持续进行胸外按压。在此基础上，冷静下来后再进行人工呼吸和AED。

另外，应提前掌握各诊疗室设备（AED、呼吸球囊面罩）的使用方法，并为突发状况做好充分的训练。

参考文献

[1] American Heart Association. BLS プロバイダーマニュアル　AHA ガイドライン 2015 準拠. シナジー, 2016.
[2] 榎本昭二ほか編. 最新口腔外科学　第 5 版, 医歯薬出版, 2019；619-625.
[3] 日本口腔外科学会編. 口腔外科専門医マニュアル, 2011；44-47.

【编著】

神部芳则   日本国际医疗福祉大学附属医院　口腔外科

【编者】（五十音顺序）

大谷津幸生   日本协和中央医院　口腔外科

冈田成生   日本自治医科大学医学部　口腔外科

川嶋理惠   日本自治医科大学医学部　口腔外科

作山　葵   日本自治医科大学医学部　口腔外科

杉浦康史   日本自治医科大学医学部　口腔外科

仙名智弘   日本自治医科大学医学部　口腔外科　TOMO Family齿科

槻木惠一   日本神奈川齿科大学　口腔研究科

土屋欣之   日本栃木县立癌症中心　口腔外科

土肥昭博   日本自治医科大学医学部　口腔外科

野口忠秀   日本自治医科大学医学部　口腔外科

早坂纯一   日本红十字会　芳贺红十字医院　口腔外科

星　健太郎   日本镰谷综合医院　口腔外科/口腔护理中心

松本浩一   日本四街道德洲会医院　口腔外科

森　良之   日本自治医科大学医学部　口腔外科

山下雅子   日本JCHO相模野医院　口腔外科

山本亚纪   日本自治医科大学医学部　口腔外科